尹桂平 校注

针灸经典医籍必读丛书

太乙神针

清·佚名 著

针方六集

明·吴崑 著

中国健康传媒集团
中国医药科技出版社 ·北京

图书在版编目（CIP）数据

太乙神针／（清）佚名著；尹桂平校注．针方六集／（清）吴崑著；尹桂平校注． -- 北京：中国医药科技出版社，2025.9. --（针灸经典医籍必读丛书）. -- ISBN 978 - 7 - 5214 - 5298 - 3

Ⅰ. R245

中国国家版本馆 CIP 数据核字第 2025VB4984 号

美术编辑　陈君杞
版式设计　南博文化

出版　**中国健康传媒集团** | 中国医药科技出版社
地址　北京市海淀区文慧园北路甲 22 号
邮编　100082
电话　发行：010 - 62227427　邮购：010 - 62236938
网址　www. cmstp. com
规格　880 × 1230mm $\frac{1}{32}$
印张　9 $\frac{7}{8}$
字数　245 千字
版次　2025 年 9 月第 1 版
印次　2025 年 9 月第 1 次印刷
印刷　大厂回族自治县彩虹印刷有限公司
经销　全国各地新华书店
书号　ISBN 978 - 7 - 5214 - 5298 - 3
定价　**35. 00 元**

获取新书信息、投稿、为图书纠错，请扫码联系我们。

总目录

太乙神针

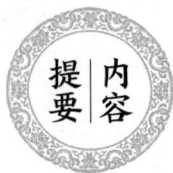

《太乙神针》是清代及民国初年流传于民间的一本灸法治疗保健医书。所谓"太乙神针"是在艾绒中加入药性平和的中药施灸穴位以治疗疾病的一种实用灸法，方法简单易学，不必知医药，随时按穴治症，"价廉而事省"，且"奏效神速"。本书简明扼要，从太乙神针方、用针法、逐日人神所在不宜针灸、正面及背面穴道图及穴道取寸法等方面介绍了这种灸法。

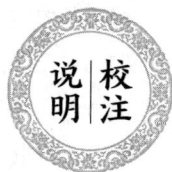

　　《太乙神针》是清代及民国初年流传于民间的一本灸法治疗保健医书，得是书者，不必知医药，随时依图按穴施灸治症，且功效奇异，不大费钱，曾广泛流传于官府、民间、家庭及"水陆舟车，客途旅次，以及穷乡僻壤无药之处"。相传为"道人"所授，雍正年间范培兰传抄，乾隆二十年（1755 年）沈士元续传抄，乾隆三十七年（1772 年）周雍和作序并校刊，乾隆五十八年（1793 年）邱时敏重刻，光绪九年（1883 年）蜀南龙文校梓等。目前太乙神针备受冷落，继承应用很少，见于世的版本主要为 1992 年陕西孙忠年辑注本，该本是以民国 21 年（1932 年）影印《太乙神针》为底本、汇集蜀南龙文《太乙神针》（1883 年）和叶茂青《太乙神针说明》（1926 年）诸本精华编辑而成，在一定程度上改变了原书貌。为使这种灸法得以广泛传承，并力求保留《太乙神针》原貌，特此重新校注此书。

　　本次以邱时敏刻本光绪四年（1878 年）南阳氏重刻本为底本，以孙忠年辑注本（1992 年陕西科学技术出版社）为校本进行点校，校注说明如下。

1. 校注采用横排形式，对原文加以句读，并加新式标点。

2. 书中的繁体字、异体字、通假字、古今字、俗写字等径改为现代通用简体字，不出注。

3. 书中表示文字位置的"右"，改为"上"，不出注。

4. 凡据校本或文义改动底本上的文字，包括误字、脱文、衍文、倒文等，均出注说明。

5. 底本与校本有异，而文义均通者，悉从底本，不出注；影响文义者，从校本，并出注说明。

6. 凡属生僻字词、不易理解字词，加注音及注释。

7. 书中附《太乙神针灸法》为南阳氏重刻本之重刻收录同治年间两个灸法案例，为不失该重刻本原貌，保留之。

由于学术水平所限，不足之处在所难免，还望读者不吝指正。

尹桂平

2024 年 6 月

《太乙神针》原序

雍正间，粤东潮州总镇范公毓𬒕①号培兰者，留心寿世，遍阅方书，深叹议论不一，而人之疾病亦不一，以不一之议论，治不一之疾病，岂不戛戛②其难之？然而绳墨③贵在变通，成法不可拘滞④。慨夫！今之庸医，不分经络受病之由，不按阴阳表里之症，专以汤头为准，舛误甚多。药之不效，实由艺之不精也。夫以微茫变化之经脉，概执成方以治病，一涉疑似，即有毫厘千里之谬。人命相关，可不慎哉？范公推其根源，欲于诊视之外，求所以治病之神与去病之速，莫若针灸⑤。第针砭之法，有用铁针者，有用金石者，有用艾灸针灼者，种种不一，虽有救急之功，而焦头烂额，伤其肌肤，是一病未除，又增一病，亦非善道。惟有雷火针一法，针既非铁，且不着肉，最为善治。但考其药品，多用蜈蚣⑥、乌头、巴豆等物，率皆猛烈劫制，倘遇孱弱羸怯之躯，贻害不免，每为踌躇。适有道人踵其署而传其秘，号曰"太乙神针"，制同雷火法，而药皆纯正，且用法隔布七层，不伤肌肉，非若铁针与金石、艾灸者，令人彷徨畏惧也。范公心窃喜之，遂择吉依法制造，每遇人有风寒暑湿、痼疾沉疴，治无不效。即多制药针，详列症治，遍送世人，数十年来，济人不少。山阴王公大德得其

---

① 𬒕：校本作"𬒕"。
② 戛戛：困难貌。
③ 绳墨：木工打直线的墨线，喻规矩、准则。
④ 拘滞：拘泥呆板。
⑤ 灸：底本作"炙"，校本为"灸"，据校本及文义改，下文同，不出注。
⑥ 蜈蚣：校本后有"全蝎"。

针法，会稽沈公士元任江宁尉，患手指麻木，王公出针治之，立愈，沈公遂亦制针遍赠。壬辰秋，余得其传，因足染木疾多年不愈，如法制针，未及自治，先治痨病两人、风病一人、血病三人，无不应手而愈，余病亦随治即瘥。洵①乎！此针功效异常，其为仙传无疑矣，愿与常世宝之。

浙东周雍和识②

---

① 洵（xún，旬）：确实，实在。
② 识：记叙。

又 序

　　乾隆辛亥，余游南丰，夏六月，右臂酸痛，大指麻木，而案头云积，不能举笔，居停。徐岫东先生授余《太乙神针》书，历言经验之妙。即依方修合，十日内连灸四次，大指即能屈伸，复于六日内灸三次，酸痛亦止，右臂运动如常。遂录是书，存之行匣，后遇沉疴，无不奏效。癸丑夏，于分宁署中出示同人，争相传抄。吴门彭筠岩曰：“与其抄而藏诸已，曷①若刊而公诸世乎？”爰②刊刷遍送。流传益广，经验愈多，不能缕述。则此书之传，诚寿世之妙术耶！

淮阳邱时敏谨书

---

① 曷：为什么不，何不？
② 爰（yuán，原）：于是。

目 录

太乙神针方

艾绒_{三两}　硫黄_{二钱}　真麝　乳香　没药　丁香　松香　桂枝　杜仲　枳壳　皂角　细辛　川芎　独活　穿山甲　雄黄　白芷　全蝎_{各一钱}

上为末，称准分两，和匀。预将大纸裁定，将药铺纸上，厚分许，层纸层药，凡三层。卷如大指粗细，扞①令极坚，以桑皮纸厚糊六七层，再以鸡蛋清通刷外层，务须阴干，勿令泄气。

---

① 扞（hàn，捍）：疑为"杆"。

用针法①

一、用针先审是何病症，取何穴道，用笔圈记其穴，以红布七层，按于穴上，候针。

二、将针向灯烛上烧透，对正穴道，放于红布上，候药气温热渐透肌腠②，直入病奥③，便觉氤氲清爽，应效之速，难以言传。若太热，将针略提起，俟④热定再针。以七记数，少则一七，多则七七亦可。

三、烧针务令着透，轻重浮沉⑤，按须得法。针火若灭，便再烧之。

四、用过药针，以极干竹筒封藏，便可复用。

五、宜天气晴和，明窗净几，密室无风之处，敬谨焚香，如法用针，登时⑥奏效。更须择吉，若遇人神所在之日，不宜针灸，切须忌之，惟急症不得不从权耳。

六、针后静卧片时，使药气周流畅达于脏腑、脉络之间，然后起饮醇酒数杯，借酒力以行药气，微醺为度，切忌冒风。

七、针后务宜谨摄起居，保养元气，禁止房事，撙⑦节饮食。勿因病体已痊，便尔恣情纵欲，自作不靖，与针何尤。

---

① 用针法：底本下述各条文首字为"一"，现各条文首字依次序调整为"一、二、三、四、五、六、七"。
② 腠：底本作"凑"，据文义改。
③ 奥：深处。
④ 俟（sì，四）：等待。
⑤ 沉：底本作"沈"，据文义改。
⑥ 登时：民间用语，立刻、立即。
⑦ 撙（zǔn）：限制、节省。

逐日人神所在不宜针灸

初一在足大趾　　初二在外踝　　初三在股内　　初四在腰

初五在口　　初六在手　　初七在内踝　　初八在腕

初九在尻①　　初十在腰背　　十一在鼻梁　　十二在发际

十三在齿　　十四在胃脘　　十五在遍身　　十六在胸

十七在气冲　　十八在股内　　十九在足　　二十在内踝

廿一在手小指　　廿二在外踝　　廿三在肝及足　　廿四在手阳明

廿五在足阳明　　廿六在胸　　廿七在膝　　廿八在阴

廿九在膝胫　　三十在足跌②

---

① 尻（kāo）：屁股，脊骨的末端。

② 跌：底本作"趾"，校本作"跌"。足跌：足背面，据《医宗金鉴·逐日人神所在不宜针灸歌》改。

正面穴道图[①]

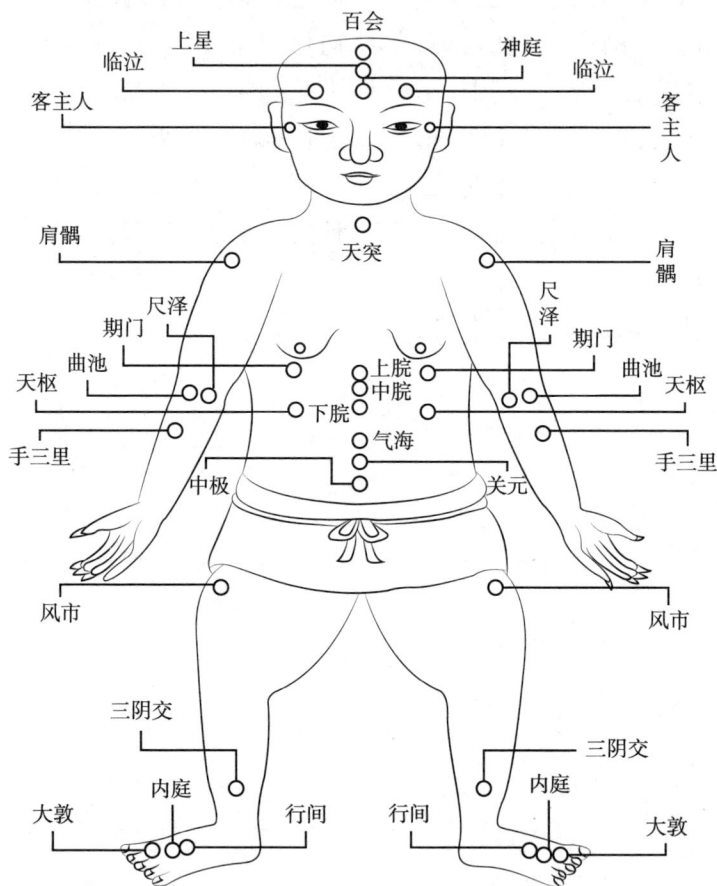

百会

上星　　　　　　　神庭

临泣

客主人　　　　　　　　　　　客主人

肩髃　　　　天突　　　　肩髃

　　　尺泽　　　　　尺泽
期门　　　　　　　　　　　期门
曲池　　上脘　　　曲池
天枢　　　中脘　　　天枢
　　　下脘
手三里　　气海　　　手三里
　　中极　　　关元

风市　　　　　　　　　　风市

三阴交　　　　　　三阴交

大敦　内庭　　行间　行间　内庭　大敦

临泣

① 正面穴道图：底本图在《太乙神针》原序前，据文义调至此。

背面穴道图[①]

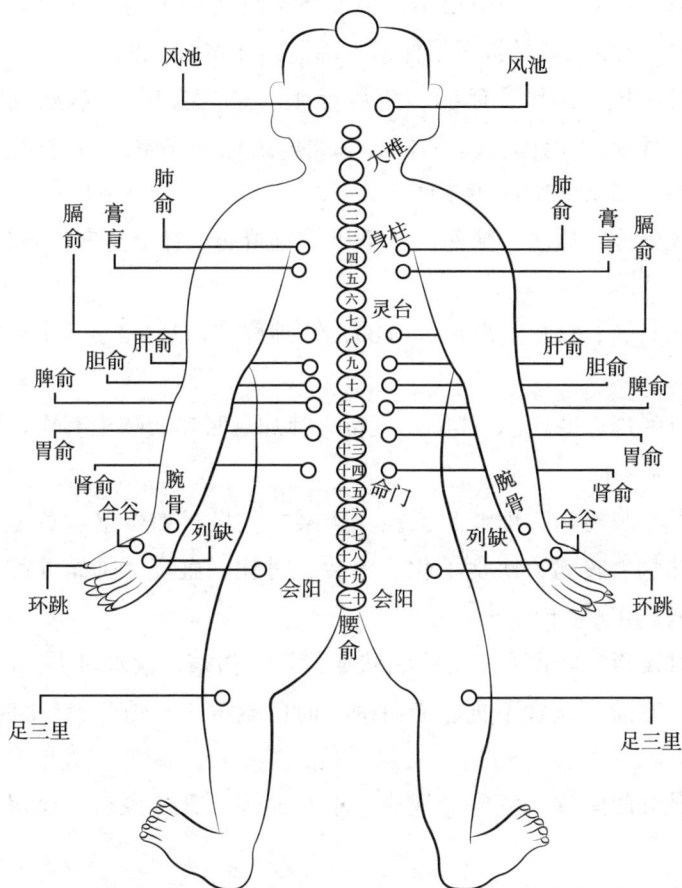

風池　風池

大椎

肺俞　肺俞

膏肓　膏肓

膈俞　膈俞

身柱

一
二
三
四
五
六
七
八
九
十
十一
十二
十三
十四
十五
十六
十七
十八
十九
二十

靈台

肝俞　肝俞

膽俞　膽俞

脾俞　脾俞

胃俞　胃俞

腕骨　腕骨

腎俞　腎俞

命門

合谷　合谷

列缺　列缺

環跳　會陽　會陽　環跳

腰俞

足三里　足三里

---

① 背面穴道图：底本图在《太乙神针》原序前，正面穴道图后，据文义调至此。

穴道取寸法

以男左女右，手中指第二节屈指两纹尖相去为一寸。取稻草心或薄篾片①，皆易折而不伸缩，用绳则伸缩而不准。

凡中风、头风、风痫、角弓反张、忘前失后、气绝、脱肛、目泪、耳聋，针百会穴。从鼻直上入发际五寸旋毛陷中，可容指处。《医宗金鉴》云：直上两耳尖顶陷中。

凡脑冷、鼻塞、脑漏、汗不出、目睛痛，针上星穴。从发际直上一寸，或从眉心上四寸。

凡头痛、目眩、出泪、流涕，针神庭穴。从鼻上直入发际五分，即眉心上三寸五分。

凡喉疮、喉风②、哮喘、气噎、肺痈、咯血、喉中有声，针天突穴。结喉下二寸陷中。

凡心腹疼痛、惊悸、痰疾、伏梁、气蛊状如覆盆、黄疸、积块、热病、腹鸣、饮食不化、虚劳、时症、血痰、风痫等症，针上脘穴。脐上五寸。

凡反胃、吐食、心下胀满状如伏梁、伤寒、饮水过多、腹胀、气喘、寒癖、饮食不进、赤白痢、面色萎黄、五膈③，针中脘穴。脐上四寸。

凡肚腹坚硬、痃癖、气块、小便赤涩、身体羸瘦、反胃、气

---

① 篾（miè，蔑）片：竹子劈成的薄片，也泛指苇子或高粱秆上劈下的皮。
② 喉风：底本作"喉疯"，据现病名改。
③ 膈：底本作"隔"，据现病名改，下文同，不出注。

胀不适①、饮食不化，针下脘穴。脐上二寸。

凡男子阳事久惫、妇人经水不调及滞气成块状若覆盆、腹胀、气喘、心下脐冷痛、面赤、脏气虚惫、真气不足、一切气积②不化、肌瘦、四肢无力、奔豚七疝、腹胀结块、脱阳、阴症卵缩③、妇人临经行房、羸瘦、崩中、月事不调、产后恶漏不止、绕脐绞痛、闪着腰痛、小儿遗尿，针气海穴。脐下一寸五分。

凡男子遗精、白浊、脐下冷痛、小便痛涩、遗沥、溺血、妇人赤白带下、经水不调、胞门闭塞、胎漏下血、产后恶漏不止，针关元穴。脐下三寸。

凡男子奔豚抢心、遗沥、失精、五淋、七疝、小便赤涩、妇人经水不调、不受胎孕、冷气积聚冲心、脐下结块、失精无子、胎衣不下、恶露不行、血结成块、子门④肿痛、小腹寒痛、临经行房、瘦弱、阴痒痛，针中极穴。脐下四寸。

凡目痛、内障、赤白翳、腋肿、胁下痛，针临泣穴。从两目中直上发际五分陷中。

凡两额暴痛、口眼歪斜、牙关紧闭、失音不语，针客主人穴⑤。两耳前骨上宛中间，开口即空处。

凡伤寒结胸、咳嗽吐脓、肚腹膨胀、霍乱吐泻、妇人热入血室、产后因⑥饮食不进，针期门穴。两乳下第二肋疼⑦骨端。

凡夹脐痛、冲心腹、赤白痢疾、泄泻、饮食不化、男子一切血损、妇人结血成块，针天枢穴。脐两旁各开二寸许陷中。

---

① 适：底本作"嗜"，据文义改。

② 积：底本作"疾"，据文义改。

③ 阴症卵缩：底本作"阴症缩肢卵"，校本作"阴症卵缩"，据现病名改。

④ 子门：为人体部位名，子宫口。

⑤ 客主人穴：即上关穴。

⑥ 因：疑衍。

⑦ 疼：疑衍。

凡手臂酸痛、不能提物，针肩髃穴。肩端两骨间。

凡偏风不遂、两手拘挛、捉①物不得、臂细无力、肘内寒冷而痛、伤寒余热不尽、举体痛痒如虫啮、皮脱、瘰疬、癫疾、瘾疹，针曲池穴。屈手按胸，肘弯横纹尖尽处。

凡风痹、手臂不举、汗出中风、小儿慢惊、痰疟，针尺泽穴。肘中动脉处，即肘弯横纹当中，屈肘纹见。《金鉴》②云：屈肘横纹筋骨罅中。

凡手臂不仁、肘挛难伸、偏风以及颊颔红肿、齿痛、瘰疬，针手三里穴。曲池下二寸锐肉③端，按之肉起。

凡两腿麻木、左瘫右痪、行步不得、一切脚气，针风市穴。端立垂手于股外，中指尖到处。

凡疝气、遗溺、失精、足痿不能行膝④，针三阴交。内踝踝尖上三寸，大骨下陷中。

凡十般水肿、四肢厥逆、咽喉引痛、久疟不食、恶闻人声、口歪齿龋，针内庭穴。足大趾⑤、次趾歧骨⑥缝间，动脉应手陷中。

凡白浊、溺难、腹胀、心痛、咳逆、吐血、烦闷、短气、手足浮肿、四肢厥逆而冷，针行间穴。足大趾、次趾歧骨缝间，动脉应手陷中，或云在大趾、次趾之间足背上。

凡小肠疝气、小便频数、阳缩入腹、阴囊偏大、脐腹肿胀而痛、尸厥如死、脚气红肿、行步艰难、妇人血崩，针大敦穴。足大趾端，去爪甲韭叶许，毛中。《金鉴》云：外侧聚毛中。

凡耳聋、虚鸣、脱颔、口噤、颊肿牙疼，针风池穴。在耳后陷中，按之引耳内。

---

① 捉：据上文"不能提物"，疑为"提"。
② 《金鉴》：全称《医宗金鉴》，下文同，不出注。
③ 肉：原作"内"，据文义改。
④ 膝：疑衍。
⑤ 趾：底本作"指"，据文义改，下文同，不出注。
⑥ 歧骨：泛指骨骼连接成角之处。歧：分岔。《伤科汇纂》："歧骨者，凡骨之两叉者，皆为歧骨。"

凡五劳七伤、遍身发热、诸般疟疾，针大椎穴。第三节颈骨下，第一节脊骨上间。

凡脊膂①强痛、咳吐不止、癫狂、谵语、瘿疹、发热，针身柱穴。大椎穴下三节骨下间，按其穾②中。

凡患气喘不得卧，针灵台穴。第六节骨下穾中。

凡腰腹引痛、头疼如破、里急、瘰疬，针命门穴。十四节骨下穾中。

凡腰胯脊痛不能俯仰、足痹不仁、妇人月水枯闭，针腰俞穴。尾尻骨节上穾间。

凡传尸、骨蒸、肺痿、吐血、咳嗽、胸膈气喘，针肺俞穴。三脊骨下两旁各开一寸五分。《金鉴》云：以手搭肩，左取右，右取左，当中皆末处。

凡五劳七伤、诸虚百损、肺痿、咯血、咳嗽、吐痰、寒热往来、四肢无力，人身百病无不主之，针膏肓穴。四脊骨下两旁，各开一寸五分。《金鉴》云：正坐曲脊，从胛骨上角摸索至胛骨下头，其间当有四肋三间，按其中一间空处是其穴也。

凡血症、心痛、反胃、吐食、自汗、四肢怠惰，针膈俞穴。第七脊下各开三寸，正坐取之。

凡多怒躁急、气促逆咳血、目眩③、黄疸，针肝俞穴。九脊下各开二寸。

凡骨蒸劳热、舌干咽痛、头疼、目黄、食不下、干呕并血血④症，针胆俞穴。第十脊下。《金鉴》云：各俞皆去脊中二寸，故不从半寸之说。

凡诸般黄疸、四肢不收、痹痛、膈疼、久患泄痢、反胃吐食、

---

① 脊膂：背部脊柱骨及脊骨两旁的部分。

② 穾（yào）：幽深。

③ 目眩：底本作"眩"，无"目"，据病名补。

④ 血：疑衍。

膈气积聚、痰疟寒热，针脾俞穴。十一脊骨下各开二寸。

凡胃寒、腹胀、肠鸣、反胃、呕吐、小儿羸瘦，针胃俞穴。十二脊下各开二寸。

凡肾经虚惫、腰痛如折、便血、出精、阴痛、身热、耳聋、目瞑、膝挛、足寒，针肾俞穴。十四脊下各开二寸，亦有一寸五分。《金鉴》云：与脐平。

凡五痔、肠癖、两臀尖痛、泄泻、久痢、阴汗、湿痒、肠风、脱肛，针会阳穴。尾尻骨两旁各开二寸，尻骨节上两旁各开寸半亦可。《金鉴》云：五分。

凡狂惕烦闷、惊风、腕肘不得屈伸，针腕骨穴。手外侧腕前起骨下陷中，即小指直上处。

凡鼻血不止、唇吻不收、暗不能言、口噤、偏风、风疹、头痛，针合谷穴。大指、次指歧骨间陷中，即虎口两叉①骨缝中。

凡中风、中痰、半身不遂、腰胯强直、股痛相引腰胁不得转侧、诸风寒湿、风痹、风疹，针环跳穴。在髀枢中，侧卧，屈上足，伸下足取之，足后跟到处即是。大腿曰股，股上曰髀，楗骨之下，大腿之上，两骨合缝之所曰髀枢，当环跳穴处也。

凡五劳七伤、反胃、气膈、肠鸣、肚痛、痃癖、膨胀、胸膈蓄血、咳嗽稠痰、腿膝酸痛、足痿失屦②，针足三里穴。膝下三寸，行外廉，以手掌按膝，手③中指尖到处，股外旁也。膝盖骨下三寸，在骱骨外廉，两肋肉分宛中，平坐垂足，取之在背。《金鉴》作大筋肉。

采制艾叶：《本草》云：艾，味苦，气温，阴中之阳，无毒，主灸百病。三月三日、五月五日，采曝干，陈久者良，辟恶、杀鬼。制艾先要令干燥，入臼捣细，筛去尘屑，捣取洁白为上，令焙，大燥则灸有力，火易燃如润无功。以上按穴治病，不可舛误。

---

① 叉：底本作"义"，据文义改。
② 足痿失屦：足萎废不用。屦（jū，机）：木头鞋，泛指鞋。
③ 手：底本作"头"，校本作"手"，据校本及文义改。

如遇周身疼痛、跌磕损伤、骨节疼痛、瘀血不散及痛疽、发背、对口①、疔疮、痰核疬串、一切无名肿毒，各于患处针之。痛者针至不痛，不痛者针至痛，即愈。倘水陆舟车、客途旅次以及穷乡僻壤无药之处，带备神针，见病即针，针到病除，真属快事。不但保身，兼可积德，顾与同志广为传布以济世焉。

　　　　　　　　道光己酉年仲夏昆陵袁质夫校订

---

① 对口：亦称"对口疮""对口疽"，中医指生在脑后、部位跟口相对的疮。

附

太乙神针灸法

用生姜一大片，厚二分许，中扎数小孔，平放应针穴道之上。用面捏一小碗，如酒杯大，碗底亦扎数小孔。将神针内药料拆出，再加蕲艾绒少许，捏作团，置于碗内，点着平放于姜片之上，顷刻之间，药气即可透入。如觉甚热，将姜片略略抬起，停片刻，即再放下。看碗内药将着尽，即取起另换。每一次换药三四回，便可收止。每日或一次或两次不拘。

太乙神针有两种用法：一将针悬起，离布半寸许，药气自能隔布透入；一将针实按布上，药气更易透入。然悬起一法，取效较缓；实按一法，轻则布易燃，重则火易灭，均有微碍，不如以针为灸，较为妥当，取效亦速。今夏余右臂患麻，左膀作痛，数月未痊。山阴唐煜轩大令，以所制太乙神针授余。先用悬针法，痛麻虽减而未能脱然；继用实按法，苦其不便，因变而为灸；又思灸法，皆用艾作团，点着置所患处。顾团小则药力不济，团大则皮肤易伤，故用面碗隔姜灸之，收束艾火，不使零星散乱，而药气温暖。半刻许，已直透病奥，顿觉肌腠筋络之间，氤氲畅达。余每日灸一次，凡三日而所患若失，窃谓此法可为太乙神针之一助，用敢详疏其法，刊。同治癸亥①，余官楚北，元旦日②，两膝为风湿所注，屈伸皆痛，半载未愈。夏仲忽得是书，即依方修合，

---

① 同治癸亥：同治二年。
② 日：底本作"口"，据文义改。

按穴针灸，不旬日，病良已，其功效之速，不亦神乎！惜板存他处，未能流通，爰重授剞劂①，并附记之，以广其传。

浙东王省三识

---

① 剞劂（jī jué，积厥）：雕刻，印版。

余于同治乙丑由闽言旋抵家月余，觉右足面时有闪痛，步履维艰。窃意千里远归，间关跋涉为损劳筋骨所致，而不知染患风疾也。旋即瘳去，遂亦置之不加理会。于次年秋，在武林又复举发，较前为甚，竟至不能行走，始悟风患而病与时深矣。急饮五加皮及愈风等酒以治之，虽觉稍瘥，无所大碍，而时发时止，殊为所苦。殆至丁卯仲春，骤然大发，足面上连小腿，红肿非常，疼痛难忍，寸步不能移动。遍购方药，服洗兼施，均无效验。适有同寓吴门费喆如、二尹，见而询，及检授是书。阅之方，病吻[①]合，遂即依方合制其原料，约需四金，因艰于资斧[②]，只合十分之一，仅得如大灯烛者。一针如法，针治三四后，红肿皆消；旬日之间，痛亦渐止；至半月后，而竟霍然行动，步履如常，并无稍疑。洵称神效！因思余所患仅惟足风已得奏效神速，若此以针所载各疾，定能俱验无疑，且价廉而事省，较便于他项医调。盖可以减料合制，或合十之一二分或三五分，均无不可。诚为简妙良方，乃板存他处，购刷为难。惜其尚欠传布，爰手录之，冀广流行，并述经验之由。俾得咸知神妙，遇病即针，为寿世、益人之助也。

同治七年清和上浣会稽倪德培心田氏附识

---

① 吻：相符合。
② 资斧：财货。

针方六集

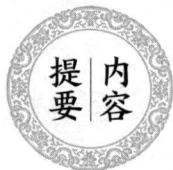

内容
提要

　　《针方六集》是明代医家吴崑于万历四十六年（1618
年）编撰的一部针灸学著作。全书按类分为六集：《神照
集》《开蒙集》《尊经集》《旁通集》《纷署集》《兼罗
集》，内容集编诸家针灸文献，又结合自己临证经验，资
料丰富、详尽，图书并茂，是明代以来研习针灸的重要
参考书之一，也是针灸学发展史上的一部重要专著。适
合针灸研习者、中医临床针灸工作者等参考阅读。

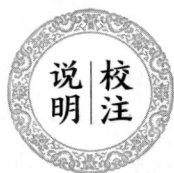

吴崑（1552—1620 年），字山甫，号鹤皋、鹤皋山人，因其洞
参岐黄奥旨，又称"参黄子""参黄生"，明代嘉靖至万历年间安
徽歙县人，新安医学名家之一。著有《吴注黄帝内经素问》《医方
考》《脉语》《针方六集》等，可谓上及医经注释，下及临床方
脉、针灸，是明代集理论、方剂、针灸于一身的卓然大家。

《针方六集》是明代万历四十六年（1618 年）吴崑将自己在
针灸方面的研究心得，结合历代经典论述、医家歌赋编撰而成的
一部针灸学著作。全书分为六卷，卷一《神照集》，引录《素问》
《灵枢》《针灸甲乙经》有关经脉、周身腧穴部位、针刺原理等方
面原文，论述经脉流注、经穴及奇穴，并附图；卷二《开蒙集》，
注释《窦太师标幽赋》，论述八法针治、五门针方、《难经》五门、
子午流注及十二经补母泻子法等；卷三《尊经集》，选录《内经》
针灸要旨 148 条，阐发经义；卷四《旁通集》，阐发针灸学短论 45
节，修订《金针赋》24 条，并逐条讨论；卷五《纷署集》，按
《针灸甲乙经》人身部位排列，分述身体各部位腧穴的取穴方法和
主病；卷六《兼罗集》，收集针灸歌赋 12 首及灸法 3 篇。全书资

料丰富、详尽，图文并茂，是明代以降研习针灸的重要参考书之一，也是针灸学发展史上的一部重要专著。

《针方六集》现存版本有明万历四十六年（1618 年）程标刻本（北京大学图书馆藏）、抄本（中国中医科学院藏）。本次点校以明刻本影印本为底本，以 1982 年陈克勤点校本、1991 年施士生《针方六集注释》本、1992 年《新安医籍丛刊》本、1996 年黄龙祥《针灸名著集成》本、1998 年郭君双《吴昆医学全书》本为参校本，以引录医书《黄帝内经素问》（1931 年商务印书馆）、《灵枢经》（1956 年人民卫生出版社）、《针灸甲乙经》（1955 年商务印书馆）、《针灸聚英》（1961 年上海科学技术出版社）、《针灸大成》（1980 年人民卫生出版社）、《针灸大全》（1987 年人民卫生出版社）、《针经指南》（1998 年上海科学技术出版社）、《扁鹊神应针灸玉龙经》（四库全书本）为他校本，并在校注过程中做了以下调整。

1. 校注采用横排形式，对原文加以新式标点。

2. 书中的繁体字、异体字、通假字、古今字等径改为现代通用简化字，不出注。

3. 书中表示文字位置的"右"改为"上"，不出注。

4. "灸"和"炙"，遵文义，径改，不出注；"蹻"和"跻"，"膠"和"窌"，本校本采用前者。

5. 凡属书名、篇名，均加书名号，不出注。

6. 凡属生僻字词、不易理解字词，加注音及注释。

7. 凡据校本或文义改动底本上的文字，包括误字、脱文、衍文、倒文等，出注说明。

8. 书中个别段落，据文义做了重新分段调整，不出注。

9. 书中注释说明用六号字体，以区分正文内容。

10. 书中引录《灵枢》等他书内容时，原文略经化裁之处较多。点校时，为保持本书原貌，对不影响文义者，悉从底本，不出注；对有参考价值的校本异文，出注，不改底本；影响文义者，改底本，出注说明。

11. 本书分六卷，原分卷各列目录，为便于检索和保持原书完整性，合并为总目录，原各卷目录删。

12. 本书《神照集》中附图，其中正人明堂经穴总图、伏人明堂经穴总图均为五段分图，为便于阅读和完整性合为一张整图。其他各附图均按原图列入，借以存真。

由于学术水平所限，不足之处在所难免，还望读者不吝指正。

尹桂平

2024 年 6 月

《针方六集》序

古歙鹤皋山人吴崑撰

　　良医者，兆人司命，任不啻①与九鼎②争昂，然必针药并诣其极，始为无忝③。隆古圣神，即尝百草而示人以药，复作九针而喻人以刺，亦以人命至重，拯救之术，不得不详且悉也。

　　正统中，圣虑宋制铜人日久漫灭，命复范铜④为之，建诸医官，式广教诏。又砻石⑤《图经》⑥，序由御制⑦，圣心之保民也弘矣，其所望一医者至矣。语曰"不针不神，不灸不良"，良有以也。近世刀圭之徒，才能不及中庸，分科疗病，更不讲求神良精艺者，万夫一辙。无妙法，亦无方⑧，探之犹望洋尔。崑自束发修儒，游心《灵》《素》，诸砭焫针经，皆时讨究。盖未及壮年，负笈万里，虚衷北面，不减七十二师⑨。念在取善发蒙，不谓一唳非

---

① 啻（chì，赤）：仅，只，用于表示否定的字后，组成"不啻"等词，在句中起连接作用。
② 九鼎：相传夏禹铸九鼎，象征九州。引申为权利的象征。
③ 忝（tiǎn，舔）：谦辞，表示辱没他人，自己有愧。
④ 范铜：铸造铜人，指明代太医院仿制宋代铜人重新铸造铜人，称为正统铜人。
⑤ 砻（lóng，龙）石：石碑。
⑥ 《图经》：明正统年间，仿宋石刻《铜人腧穴针灸图经》。
⑦ 御制：指明英宗作序。
⑧ 无妙法，亦无方：底本作"无亦法妙元方"，据文义改。
⑨ 七十二师：原指孔子七十二弟子贤人，此处指拜师之众。

律①，一籥非山②故也。时以所授针方，对证施治，种种神验。然穷其所以神者，抵牾③背驰，阻于顿悟。益之三十余年，觉以岁积，始破前迷。今樗栎④之年，六十有七，视昔考医方时，年则倍矣。志在公善于人，成斯《六集》：首"神照"，次"开蒙"，次"尊经"，次"旁通"，次"纷署"，次"兼罗"。其间一得之愚，实千虑之所开也。良工之心独苦，今乃验之，借是以翼《图经》，岂云自与？朔瞻天朝，轸念疲癃⑤，泽同雨露。兹《六集》者，倘有补于圣政，亦桔槔⑥之助甘霖耳。遑自功哉！所跂望⑦者，一人有庆，寿域同跻，林总万方，家松龄而人鹤筭⑧，参苓不饵，针石永捐，俾池上神工挟术而无所施，则岩穴之私慰矣，他尚何求。

岁丁巳，海阳程处士标，病剧得起，进不肖为医林长，侧弁⑨《六集》而左袒焉。复捐阿堵以鸠⑩剞劂，义之纪也，惟是并序。

皇明万历四十六年岁次戊午长至日书

目 录

卷之一 神照集

叙曰：元戎不熟谙山陵川泽，疆界险易，则寇之巢穴部落，出没远迩，有所未知；良医不精明经络孔穴，阴阳逆顺，则邪之表里溪谷，原会俞募，有所未达，而欲戡乱去疾，均悖之矣。古昔神工，洞照五内，至今诵之。惟是考述明堂经穴如下，署曰《神照集》。

手足三阴三阳流注总论－①

凡人两手足各有三阴脉三阳脉，以合为十二经也。手之三阴从脏走至手，手之三阳从手走至头，足之三阳从头走至足，足之三阴从足走入腹。络脉传注，周流不息。故经脉者，行血气，通阴阳，以荣于身者也。其始从中焦注手太阴肺、阳明大肠，阳明注足阳明胃、太阴脾，太阴注手少阴心、太阳小肠，太阳注足太阳膀胱、少阴肾，少阴注手心主包络、少阳三焦，少阳注足少阳胆、厥阴肝，厥阴复还注手太阴肺。其气常以平旦为纪，以漏水下百刻，昼夜流行，与天同度，终而复始也。

二脏相使贵贱

心者，君主之官也，神明出焉。肺者，相傅之官，治节出焉。肝者，将军之官，谋虑出焉。胆者，中正之官，决断出焉。膻中

---

① 一：底本无。卷一各大标题后均无序数，据底本《神照集》目录依次补录。

者，臣使之官，喜乐出焉。脾胃者，仓廪之官，五味出焉。大肠者，传导之官，变化出焉。小肠者，受盛之官，化物出焉。肾者，作强之官，伎巧出焉。三焦者，决渎之官，水道出焉。膀胱者，州都之官，津液藏焉，气化则能出矣。凡此十二官者，不得相失也。故主明则下安，以此养生则寿，殁世不殆，以为天下则大昌，主不明则十二官危，使道闭塞而不通，形乃大伤，以此养生则殃，以为天下，其宗大危，戒之戒之。

手足六阴经及任脉经穴起止

详后：

手太阴肺经，起于中府穴，终于少商穴。

手少阴心经，起于极泉穴，终于少冲穴。

手厥阴心包络，起于天池穴，终于中冲穴。

足太阴脾经，起于隐白穴，终于大包穴。

足少阴肾经，起于涌泉穴，终于俞府穴。

足厥阴肝经，起于大敦穴，终于期门穴。

任脉起于会阴穴，终于承浆穴。

手足六阳经及督脉经穴起止

详后：

手阳明大肠经，起于商阳穴，终于迎香穴。

手太阳小肠经，起于少泽穴，终于听宫穴。

手少阳三焦经，起于关冲穴，终于丝竹空穴。

足太阳膀胱经，起于睛明穴，终于至阴穴。

足阳明胃经，起于头维穴，终于厉兑穴。

足少阳胆经，起于瞳子髎穴，终于窍阴穴。

督脉起于长强穴，终于龈交穴。

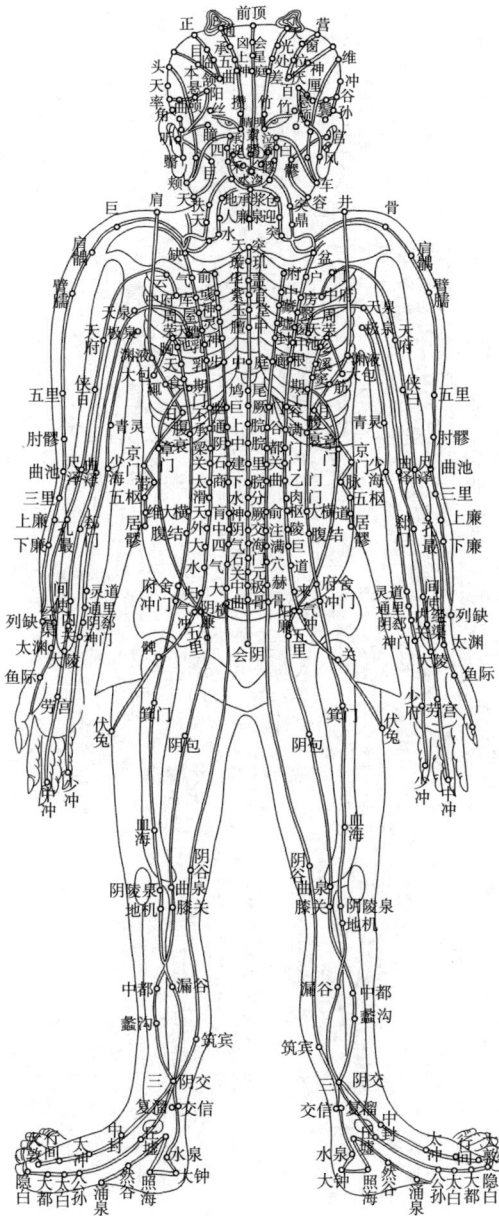

伏人明堂经穴总图三

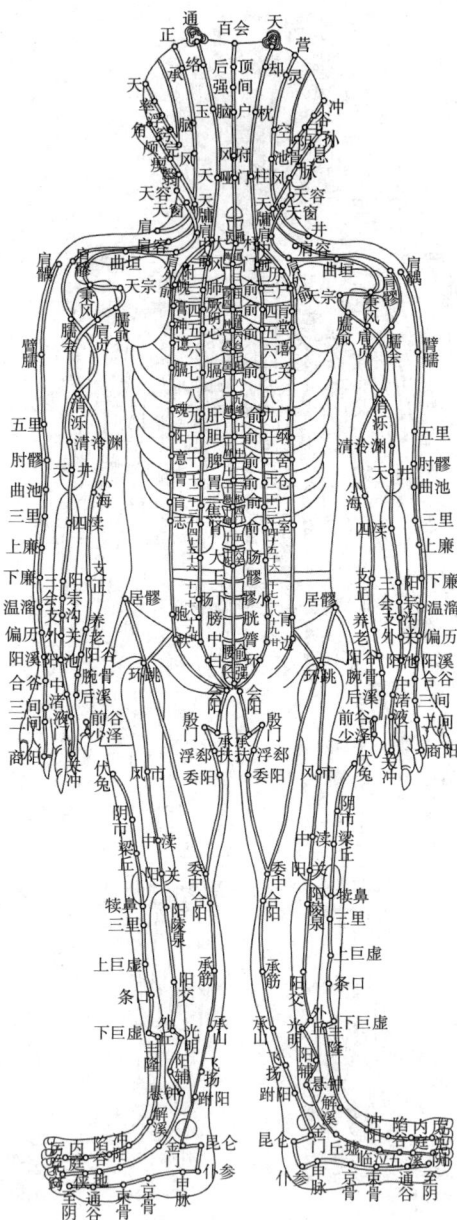

《灵枢》 骨度四

　　法以人长七尺五寸为则。

　　头之大骨围二尺六寸。

　　胸围四尺五寸。

　　腰围四尺二寸。

　　发所复者颅至项，长尺二寸。

　　发以下至颐，长一尺。

　　结喉以下至缺盆中，长四寸。

　　缺盆以下至𩩲骬①，长九寸。𩩲骬即鸠尾。

　　𩩲骬以下至天枢，长八寸。

　　天枢以下至横骨，长六寸半。

　　横骨上廉以下至内辅之上廉，长一尺八寸。

　　内辅之上廉以下至下廉，长三寸半。

　　内辅下廉至内踝，长一尺三寸。

　　内踝以下至地，长三寸。

　　膝腘以下至跗属，长一尺六寸。

　　跗属以下至地，长三寸。

　　角以下至柱骨，长一尺。

　　行腋中不见者，长四寸。

　　腋以下至季胁，长一尺二寸。

　　季胁以下至髀枢，长六寸。

　　髀枢以下至膝中，长一尺九寸。

　　膝以下至外踝，长一尺六寸。

----

① 骬：底本作"骹"，据《灵枢·骨度》改。

外踝以下至京骨，长三寸。

京骨以下至地，长一寸。

耳后当完骨者，广九寸。

耳前当耳门者，广一尺三寸。

两颧之间，相去七寸。

两乳之间，广九寸半。

两髀之间，广六寸半。

足长一尺二寸，广四寸半。

肩至肘，长一尺四寸。

肘至腕，长一尺二寸半。

腕至中指本节，长四寸。

本节至其末，长四寸半。

项发以下至背骨，长二寸半。

膂骨以下至尾骶二十一节，长三尺：上七节每节长一寸四分分之一；中七节每节长一寸六分分之一；下七节每节长一寸二分分之六。

以上为众人骨度，取穴者准而分之，则无差矣。

明堂取穴法五

头面腹背手足，横用横尺寸，直用直尺寸，横法不可以准直，直法不可以准横。

前发际至后发际，均作一尺二寸。其发际不明者，取眉中心后至大椎，共折作一尺八寸。

头部横寸，以眼内眦角至外眦角为一寸。

神庭至曲差，曲差至本神，本神至头维，各一寸五分。

自神庭至头维，共四寸半。

背部自大椎至尾骶，共二十一椎。上中下长短不同，详在前骨度中。

夹脊第二行，相去四寸取之。《针经》① 相去三寸。

夹脊第三行，相去七寸取之。《针经》相去六寸。

腹部膺部：用乳间横折作八寸为则。

其直者，自天突至膻中，折作六寸八分，下行一寸六分为中庭。

上取歧骨，下至脐心，共折作九寸取之。

脐中至横骨，共折作五寸。

手足部：并依骨度均折取之。或以中指第二节，内度两横纹为一寸。

诸穴有眉发、筋骨、约纹陷下、肉际者，即取之，不必度也。

明堂取穴终

---

① 《针经》：即《针灸甲乙经》，下同。

正人脏腑图六

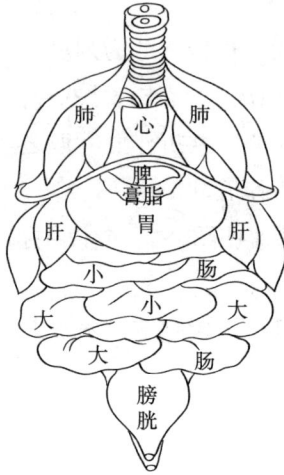

伏人脏腑图七

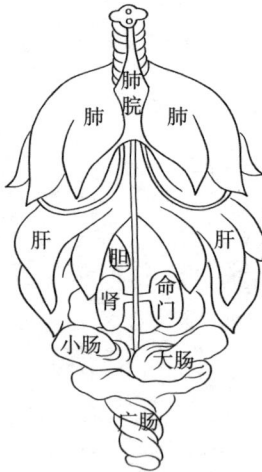

手太阴肺经图穴^①八

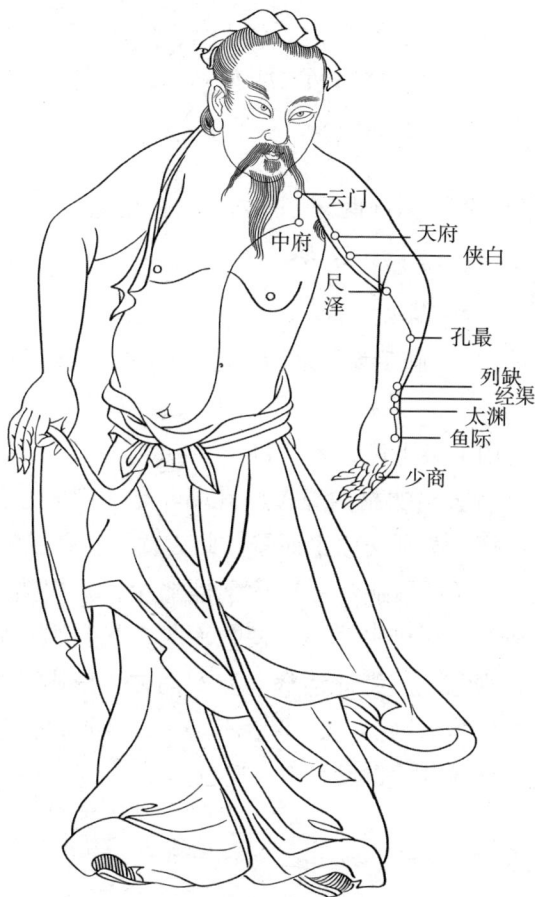

云门

天府

中府

侠白

尺泽

孔最

列缺

经渠

太渊

鱼际

少商

手太阴肺穴法图

---

① 手太阴肺经图穴：底本标题无，据底本《神照集》目录补。下各经图穴标题亦无，
均依序补录。

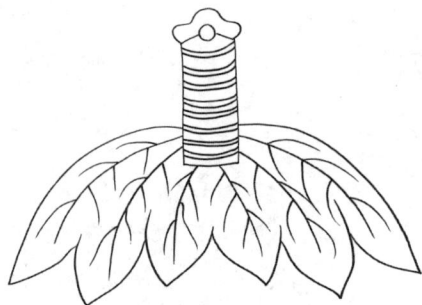

肺重三斤三两，六叶两耳，凡八叶，主藏魄。

手太阴肺经

《灵枢经》曰：肺手太阴之脉，起于中焦，下络大肠，还循胃口，上膈属肺，从肺系横出腋下，下循臑内，行少阴心主之前，下肘中，循臂内上骨下廉，入寸口，上鱼，循鱼际，出大指之端。其支者，从腕后直出次指内廉，出其端。是动则病，肺胀满膨膨喘咳，缺盆中痛，甚则交两手而瞀，此为臂厥。是主肺所生病者，咳，上气喘渴，烦心胸满，臑臂内前廉痛厥，掌中热。气盛有余则肩背痛，风寒，汗出中风，小便数而欠；气虚则肩背痛寒，少气不足以息，溺色变。为此诸病，盛则泻之，虚则补之，热则疾之，寒则留之，陷下则灸之，不盛不虚，以经取之。盛者寸口大三倍于人迎，虚者则寸口反小于人迎也。

手太阴肺经所发十一穴左右共二十二穴

中府二穴，一名膺中俞。在云门下一寸，挟任脉华盖穴两旁各六寸，居乳上三肋间，动脉应手。肺之募也，足太阴①、手太阴

---

① 足太阴：底本误作"足阳明"。

之会。《针经》：刺入三分，留五呼，灸五壮。窦氏[1]：刺入一分，沿皮向外一寸半，灸二七壮。

云门二穴，在巨骨下二骨间，挟任脉璇玑穴两旁各六寸，动脉应手，举臂取之。《针经》：刺入七分，留五呼，灸五壮。窦氏：刺入一分，沿皮向外一寸半，禁灸。《针经》云：刺太深令人逆息，是所当慎。

天府二穴，在腋下三寸，臂臑内廉，动脉应手。又法：以手伸直，用鼻尖点到处是穴。又法：垂手与乳相平是穴。《针经》：刺入四分，留三呼，禁不可灸，灸之气逆。

侠白二穴，在天府下，去肘五寸动脉中。手太阴之别。《针经》：刺入四分，留三呼，灸五壮。

尺泽二穴，水也。在肘内横纹筋骨罅中，动脉应手。手太阴之所入也，为合。《针经》：刺入三分，留三呼，灸五壮。

孔最二穴，在腕上七寸。手太阴之郄。《针经》：刺入三分，留三呼，灸五壮。

列缺二穴，手太阴之络，别走阳明者。去腕一寸五分，用手交叉，食指点到处是穴，当筋骨罅中。《针经》：刺入三分，留三呼，灸五壮。窦氏：刺入一分，沿皮向前一寸半，透太渊穴，灸二七壮。列缺为八法之一，以其合任脉，行肺系，而会阴跷也。

经渠二穴，金也。在寸口陷中。手太阴之所行也，为经。《针经》：刺入三分，留三呼，禁不可灸，灸之伤人神明。

太渊二穴，避唐祖讳，一名太泉。土也。在掌后寸口头陷中，是为脉会。手太阴之所注也，为俞。《针经》：刺入二分，留二呼，灸三壮。

鱼际二穴，火也。在手大指本节后内侧散脉中，为手三阴诸

---

① 窦氏：窦汉卿，金元时期医学家，擅长针灸。

络之会。手太阴之所溜也，为荥。《针经》：刺入二分，留三呼，灸三壮。

少商二穴，木也。在手大指内侧端，去爪甲如韭叶。手太阴脉之所出也，为井。《针经》：刺入一分，留一呼，灸三壮。窦氏：刺入一分，更沿皮向后三分。

肺经穴法分寸歌

肺手太阴出中府，云门之下一寸许。

云门气户旁二寸，人迎之下二骨数。

天府腋下三寸求，侠白肘上五寸主。

尺泽肘内约纹中，孔最腕上七寸取。

列缺腕上寸有半，经渠寸口陷中尔。

太渊掌后寸口头，鱼际大指节后举。

少商甲后一韭叶，一十一穴斟酌取。

手阳明大肠图穴九

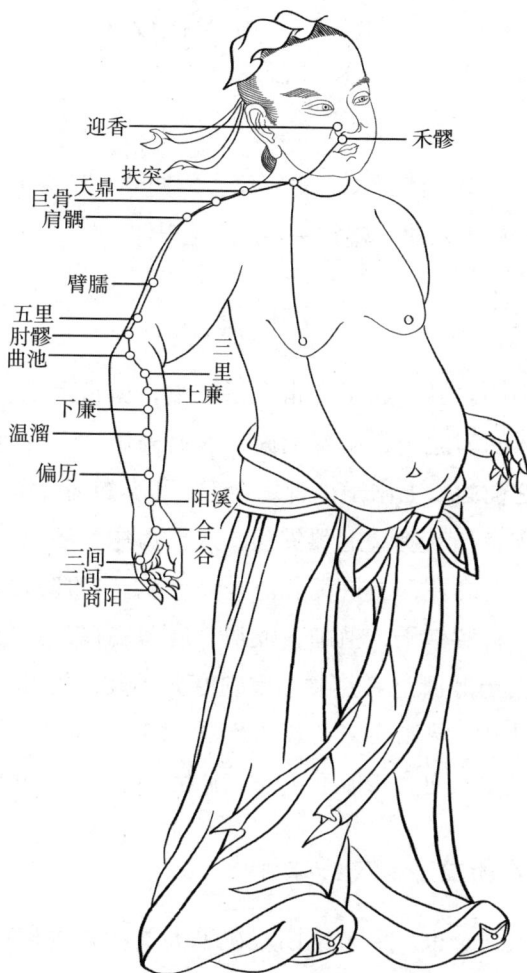

迎香
禾髎
天鼎 扶突
巨骨
肩髃
臂臑
五里
肘髎
曲池
下廉
温溜
偏历
三里
上廉
阳溪
合谷
三间
二间
商阳

手阳明大肠经穴法图

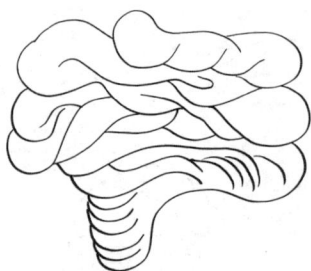

大肠重二斤十二两，长二丈一尺，广四寸，径一寸三分少半。当脐右回，叠积十六曲。盛谷一斗，水七升半。

手阳明大肠经

大肠手阳明之脉，起于大指次指之端，循指上廉，出合谷两骨之间，上入两筋之中，循臂上廉，入肘外廉，上臑外前廉，上肩，出髃骨之前廉，上出于柱骨之会上，下入缺盆，络肺，下膈，属大肠。其支者，从缺盆上颈贯颊，入下齿中，还出挟口，交人中，左之右，右之左，上挟鼻孔。是动则病，齿痛颈肿。是主津液所生病者，目黄口干，衄衄，喉痹，肩前臑痛，大指次指痛不用。气有余则当脉所过者热肿，虚则寒栗不复。为此诸病，盛则泻之，虚则补之，热则疾之，寒则留之，陷下则灸之，不盛不虚，以经取之。盛者人迎大三倍于寸口，虚者人迎反小于寸口也。

手阳明大肠经所发二十穴左右共四十六

商阳二穴，金也。一名绝阳。在手大指次指内侧端，去爪甲如韭叶。手阳明脉之所出也，为井。《针经》：刺入一分，留一呼，灸三壮。窦氏：针入一分，更沿皮向后三分。

二间二穴，水也。一名间谷。在手大指次指本节前内侧陷中。

手阳明脉之所溜也，为荥。《针经》：刺入三分，留六呼，灸三壮。

三间二穴，木也。一名少谷。在手大指次指本节后陷中。手阳明之所注也，为俞。《针经》：刺入三分，留三呼，灸三壮。

合谷二穴，一名虎口。在手大指次指歧骨间，动脉应手。手阳明之所过也，为原。或云：捻拳取之。《针经》：刺入三分，留六呼，灸三壮。窦氏：刺入五分，虚实皆拔之，孕娠禁针此穴。一云：可泻不可补，补即下胎。

阳溪二穴，一名中魁，火也。在手腕上侧横纹前两筋间陷中。手阳明之所行也，为经。《针经》：刺入三分，留七呼，灸七壮。

偏历二穴，在手腕后三寸。手阳明络，别走太阴者。《针经》：刺入三分，留七呼，灸三壮。窦氏：刺入一分，沿皮向前一寸半，透列缺穴，灸七壮。

温溜二穴，一名逆注，一名池头，手阳明郄。在腕后，少士五寸，大士六寸。《针经》：刺入三分，灸三壮。

下廉二穴，在辅骨下，去上廉穴一寸，辅兑肉分外斜缝中。《针经》：刺入五分，留五呼，灸五壮。

上廉二穴，在三里下一寸，其分抵三阳会外。《针经》：斜入五分，灸七壮。

三里二穴，在曲池下二寸，按之肉起兑肉之端。《针经》：刺入三分，灸三壮。窦氏：针入二寸半。或曰：此穴为诸络会，不可轻灸。

曲池二穴，土也。在肘间辅骨肘骨之中，屈手拱胸，横纹尖陷中是穴。手阳明之所入也，为合。《针经》：刺入五分，留七呼，灸三壮。《铜人》云：得气先泻后补。窦氏：刺人二寸半，灸二七壮。

肘髎二穴，在曲池穴横纹尖上，向外二寸，大骨外廉陷中，手拱胸取之。《针经》：刺入四分，灸三壮。窦氏：针入一寸半，灸二七壮。

五里二穴，在肘上三寸，行向里大脉中央是穴。《针经》：灸三壮，禁刺，禁多灸。

臂臑二穴，在肘上七寸臑肉之端，举臂取之。手阳明络，手足太阳、阳维之会。《针经》：刺入五分，灸三壮。

肩髃二穴，一名中肩井，一名偏肩。在肩端两骨间，举臂有空。手阳明、跷脉之会，平手取之。《针经》：刺入六分，留六呼，灸三壮。一方：刺入一寸。窦氏：针入二寸半，灸二七壮。

巨骨二穴，在肩端上行两叉骨间陷中。手阳明、阳跷之会。《针经》：刺入一寸五分，灸五壮。

天鼎二穴，在缺盆上，直扶突，当气舍后一寸五分。《针经》：刺入四分，灸三壮。

扶突二穴，在人迎后一寸五分，当曲颊下一寸。《针经》：刺入三分，灸三壮。

禾髎二穴，取法：鼻孔下三分是人中穴，两旁各开五分即此穴也。《针经》：刺入三分。

迎香二穴，一名冲阳。在鼻下孔旁五分，当约口纹。手足阳明之会。《针经》：刺入三分，留三呼，禁灸。

大肠经穴法分寸歌

大肠阳明二十穴，食指内侧起商阳，
本节前取二间定，本节后取三间强，
歧骨陷中寻合谷，阳溪腕中上侧详，
腕后三寸走偏历，历上二寸温溜当，
下廉上廉各一寸，廉上一寸三里隍，
屈肘纹尖曲池得，肘髎大骨外廉陷，
五里肘后三寸量，臂臑肘后七寸是，
肩髃肩端两骨当，巨骨肩端叉骨内，

天鼎缺盆之上藏，扶突气舍后寸半，
禾髎水沟五分旁，迎香禾髎上一寸，
孔旁五分约纹当。

足阳明胃经图穴十

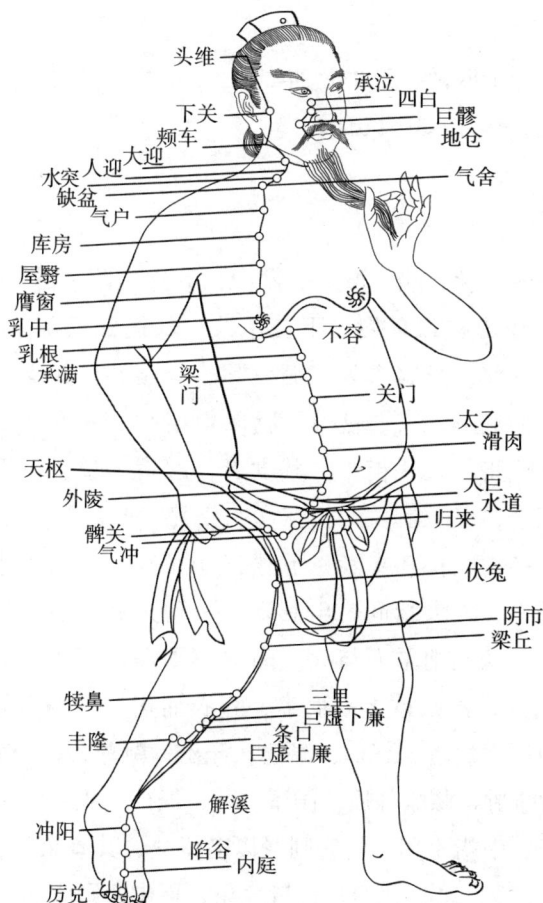

足阳明胃经穴法图

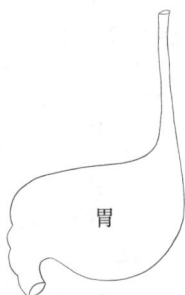

胃

胃重二斤十四两，纡曲屈伸，长二尺六寸，大一尺五寸，径五寸。容谷二斗，水一斗五升。

足阳明胃经

胃足阳明之脉，起于鼻，交頞中，旁约太阳之脉，下循鼻外，入上齿中，还出挟口环唇，下交承浆，却循颐后下廉，出大迎，循颊车，上耳前，过客主人，循发际，至额颅。其支者，从大迎前下人迎，循喉咙，入缺盆，下膈属胃络脾。其直者，从缺盆下乳内廉，下挟脐，入气街中。其支者，起胃下口，下循腹里，下至气街中而合，以下髀关，抵伏兔，下膝髌中，下循胫外廉，下足跗，入中指内间；其支者，下膝三寸而别，下入中指外间；其支者，别跗上，入大指间，出其端。是动则病，洒洒振寒，善呻数欠，颜黑，病至则恶人与火，闻木声则惕然而惊，心欲动，独闭户塞牖而处，甚则欲上高而歌，弃衣而走，贲响腹胀，是为骭厥。是主血所生病者，狂疟，温淫，汗出，鼽衄，口㖞唇胗，颈肿喉痹，大腹水肿，膝髌肿痛，循膺、乳、气街、股、伏兔、胻外廉、足跗上皆痛，中指不用。气盛则身以前皆热，其有余于胃，则消谷善饥，溺色黄。气不足则身以前皆寒栗，胃中寒则胀满。为此诸病，盛则泻之，虚则补之，热则疾之，寒则留之，陷下则灸之，不盛不虚，以经取之。盛者人迎大三倍①于寸口，虚者人迎反小于寸口也。

足阳明胃经所发四十五穴左右共九十穴

承泣二穴，一名鼷穴，一名面髎。在目下七分，直目瞳子。阳跷、任脉、足阳明之会。《针经》：刺入三分，不可灸。一方：用艾如麦大，灸二壮，不可针。

四白二穴，在目珠下一寸，向颧空，令病人正视取之。《针经》：刺入三分，灸七壮。近古禁不宜灸。

巨髎二穴，在挟鼻孔旁八分，直瞳子。跷脉、足阳明之会。《针经》：刺入三分，得气即泻，灸七壮。

地仓二穴，一名会维。挟口旁四分，直缝中，如近下是穴，有脉微动。跷脉、手足阳明之会。《刺经》：刺入三分。窦氏：针更沿皮透颊车，灸七壮，或二七壮。《铜人》云：得气即泻，不宜留针，右病治左，左病治右。

大迎二穴，一名髓孔。在曲颔前一寸三分骨陷者中，动脉应手。《针经》：刺入三分，留七呼，灸三壮。

颊车二穴，一名机关，一名曲牙。在耳垂下三分，曲颊端陷中，张口取之。《针经》：刺入三分，灸三壮。《铜人》：得气即泻，不宜留针。窦氏：针入一分，沿皮透地仓穴，左病治右，右病治左。

下关二穴，在客主人下，耳前动脉下空下廉，合口有空，开口即闭。足阳明、少阳之会。《针经》：刺入三分，留七呼，灸三壮。《铜人》云：得气即泻，不得久留针，耳中有干糇不可灸。

头维二穴，在额角，入发际，挟本神一寸半，挟神庭四寸五分。足少阳、阳维之会。《针经》：刺入五分，禁不可灸。窦氏：刺入一分，沿皮向下一寸半。

---

① 倍：底本作"部"，据《灵枢·经脉》改。

人迎二穴，一名天五会。在颈大动脉动应手，挟结喉两旁一寸五分，以候五脏气。《针经》：禁灸，刺入四分，禁过深，不幸杀人。

水突二穴，一名水门。在颈大筋前，直人迎下，气舍上，挟喉咙旁一寸五分。《针经》：刺入三分，灸三壮。

气舍二穴，在颈，直人迎下，挟天突陷中一寸五分。《针经》：刺入三分，灸五壮。

缺盆二穴，一名天盖。在肩上横骨陷中，挟天突两旁各四寸。《针经》：刺入三分，留七呼，禁不可太深，太深则气泄，令人逆息咳喘，灸三壮。

气户二穴，在巨骨下，俞府两旁各二寸陷者中，挟任脉两旁各四寸，仰而取之。《针经》：刺入四分，灸五壮。

库房二穴，在气户下一寸六分陷者中，挟任脉两旁各四寸，仰而取之。《针经》：刺入四分，灸五壮。

屋翳二穴，在库房下一寸六分，挟任脉两旁各四寸，仰而取之。《针经》：刺入四分，灸五壮。

膺窗二穴，在屋翳下一寸六分，挟任脉两旁各四寸。《针经》：刺入四分，灸五壮。

乳中二穴，当乳头。禁不可刺灸。刺灸之，不幸生蚀疮，疮中有脓血、清汁者可治，有息肉若蚀疮者死。

乳根二穴，在乳下一寸六分陷中，挟任脉两旁各四寸，仰而取之。《针经》：刺入四分，灸五壮。窦氏：刺入一分，沿皮向外一寸半，灸二七壮。

不容二穴，在幽门旁各一寸五分，挟任脉两旁各二寸五分，直四肋间。《针经》：刺入五分，灸五壮。

承满二穴，在不容下一寸，挟任脉两旁各二寸五分。《针经》：刺入八分，灸五壮。

梁门二穴，在承满下一寸，挟任脉两旁各二寸五分。《针经》：

刺入八分，灸五壮。

关门二穴，在梁门下、太乙上各一寸，穴少外沿。《针经》：刺入八分，灸五壮。

太乙二穴，在关门下一寸，挟任脉两旁各二寸五分。《针经》：刺入八分，灸五壮。

滑肉门①二穴，在太乙下一寸，挟任脉两旁各二寸五分。《针经》：刺入八分，灸五壮。

天枢二穴，一名长溪，一名谷门。去肓俞一寸五分，挟脐两旁各二寸，大肠募也。《针经》：刺入五分，留七呼，灸五壮。窦氏：针入二寸半，灸五十壮。

外陵二穴，在天枢穴下一寸，挟任脉两旁各二寸。《针经》：刺入八分，灸五壮。窦氏：针入二寸半，灸二七壮。

大巨二穴，一名腋门。在外陵下一寸，挟任脉两旁各二寸。《针经》：刺入八分，灸五壮。

水道二穴，在大巨下三寸，挟任脉两旁各二寸。《针经》：刺入三分半，灸五壮。一方：刺入二寸五分。

归来二穴，一名溪穴。在水道穴下二寸，挟任脉两旁各二寸。《针经》：刺入八分，灸五壮。窦氏：针入二寸五分，或一寸五分，灸二七壮。

气冲二穴，一名气街。在归来下鼠䠌上一寸，当横骨两端，挟任脉两旁各二寸，动脉应手。《针经》：刺入三分，留七呼，灸三壮。灸之不幸，使人不得息。《明堂》云：气至即泻。

自气户至乳根，去中行各四寸。自不容至滑肉门，去中行各三寸。自天枢至气冲，去中行各二寸。

髀关二穴，在膝上伏兔后交分中。《针经》：刺入六分，灸三壮。

————————

① 门：底本无，据现代通用穴位名补。

伏兔二穴，在膝上六寸，起肉间，正跪坐而取之。《针经》：刺入五分，禁不可灸。痈疽死地有九，伏兔居一。

阴市二穴，又名阴鼎。在膝盖上三寸。垂手中指点到处是穴。一方：拜而取之。《针经》：刺入三分，留七呼，禁不可灸。窦氏：针入五分，灸五十壮。

梁丘二穴，时名鹤顶穴。在膝盖上两筋间陷中，去膝盖二寸。足阳明郄。《针经》：刺入三分，灸三壮。窦氏：针入五分，灸二七壮。一方云：宜三棱针出血。

犊鼻二穴，在膝盖骨下，胻骨上，挟解大筋中，形如牛鼻，故名。《针经》：刺入六分，灸三壮。

三里二穴，土也。在膝下三寸，大胫骨外廉两筋间，举足取之，以虎口当膝端，中指尽处是穴。一方：以手[1]□□□

解溪二穴[2]，□□□系鞋带处是穴。足阳明脉所行，为经。《针经》：刺入五分，留五呼，灸三壮。

冲阳二穴，一名会原。在跗上五寸陷中，动脉应手，去陷谷三寸。足阳明之所过也，为原。《针经》：刺入三分，留十呼，灸三壮。窦氏：针入五分。

陷谷二穴，木也。在足大指次指外间，本节后陷中，去内庭穴二寸。足阳明脉所注，为俞。《针经》：刺入五分，留七呼，灸三壮。

内庭二穴，水也。在足大指次指外间陷中，两歧骨后三分。足阳明脉所溜，为荥。《针经》：刺入二分，留二十呼，灸三壮。窦氏：针入五分，灸七壮。仲景曰：伤寒欲作再经者，针足阳明，使不传则愈，此穴近之。

厉兑二穴，金也。在足大指次指之端外侧向中指边，去爪甲

---

[1] 手：因传本字迹不清，页残，手之后内容缺。三里穴后的巨虚上廉、条口、巨虚下廉、丰隆等各条内容亦缺。

[2] 解溪二穴：此四字底本内容缺，据上下文义补。

如韭叶。足阳明脉所出，为井。《针经》：刺入一分，留一呼，灸三壮。窦氏：针入一分，更沿皮向后三分。

足[①]阳明经穴法分寸歌

　　四十五穴足阳明，头维本神寸五分，
　　下关耳前动脉是，颊车耳下八分针，
　　承泣目下七分取，四白一寸不可深，
　　巨髎孔旁八分定，地仓挟吻四分迎，
　　大迎颔前一寸三，人迎结旁各寸半，
　　水突在颈大筋前，气舍直下挟天突，
　　缺盆横骨陷中亲，气户俞府旁二寸，
　　至乳六寸三四分，库房屋翳膺窗近，
　　乳中正在乳中心，次有乳根出乳下，
　　各一寸六不相侵，穴挟幽门二寸五，
　　是曰不容依法数，其下承满至梁门，
　　关门太乙从头举，节次续排滑肉门，
　　各是一寸为君语，天枢挟脐二寸旁，
　　外陵枢下一寸当，一寸大巨三水道，
　　道下二寸归来将，气冲曲骨旁二寸，
　　冲下一寸鼠鼷乡，髀关兔后约纹中，
　　伏兔市上三寸强，梁丘二寸膝上量，
　　阴市膝上三寸许，膝眼四穴膝两旁，
　　膝髌胻上寻犊鼻，膝下三寸三里场，
　　里下三寸名上廉，条口上廉下二寸，
　　条下一寸下廉当，上踝八寸分明详，

---

① 足：底本无，为区分手阳明经，据前标题补。

丰隆下廉外一寸，解溪冲阳上寸半，

冲阳陷上三寸长，陷谷内庭后二寸，

内庭次指外间量，厉兑大指次指端，

去爪如韭胃经藏。

足太阴脾经图穴十一

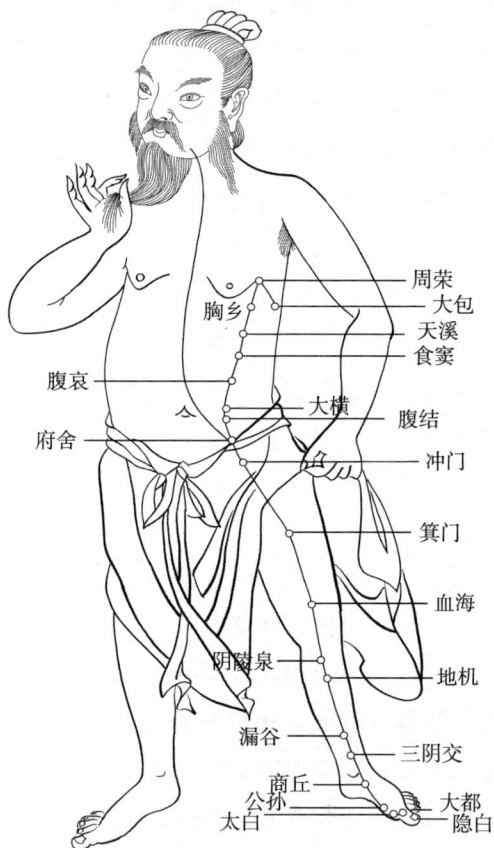

周荣
大包
天溪
食窦
胸乡
腹哀
大横
腹结
府舍
冲门
箕门
血海
阴陵泉
地机
漏谷
三阴交
商丘
大都
公孙
隐白
太白

足太阴脾经穴法图

脾

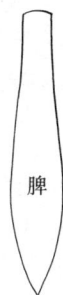

脾重二斤三两，扁，广三寸，长五寸，有散膏半斤。主裹血，温五脏，主脏荣。

足太阴脾经

脾足太阴之脉，起于大指之端，循指内侧白肉际，过核骨后，上内踝前廉，上腨内，循胫骨后，交出厥阴之前，上膝股内前廉，入腹属脾络胃，上膈，挟咽，连舌本，散舌下。其支者，复从胃别上膈，注心中。是动则病，舌本强，食则呕，胃脘痛，腹胀善噫，得后与气则快然如衰，身体皆重。是主脾所生病者，舌本痛，体不能动摇，食不下，烦心，心下急痛，便溏，瘕泄，水闭，黄疸，不能卧，强立，股膝内肿①厥，足大指不用。为此诸病，盛则泻之，虚则补之，热则疾之，寒则留之，陷下则灸之，不盛不虚，以经取之。盛者寸口大三倍于人迎，虚者寸口反小于人迎。

足太阴脾经所发二十一穴左右共四十二穴

隐白二穴，木也。在足大指端内侧，去爪甲如韭叶。足太阴脉所出，为井。《针经》：刺入一分，留三呼，灸三壮。窦氏：针

---

① 肿：底本作"踵"，据《灵枢·经脉》改。

入一分，更沿皮向后三分，灸七壮。

大都二穴，火也。在足大指本节后内侧陷中，赤白肉际。足太①阴脉所溜，为荥。《针经》：刺入三分，留七呼，灸一壮。若本节痛肿者，三棱针出血。

太白二穴，土也。在足大指内侧核骨下陷者中。足太阴脉所注，为俞。《针经》：刺入三分，留七呼，灸三壮。窦氏：刺入五分，灸二七壮。

公孙二穴，在足大指本节后内侧一寸。足太阴络，别走阳明者。举足取之。《针经》：刺入四分，留二十呼，灸三壮。窦氏：针入一寸，灸五壮。如本节红肿者，宜出血。诸病宜下不下者，取此穴。公孙为八法之一，以其合冲脉，会阴维于心胸也。

商丘二穴，金也。在足内踝下微前陷中。足太阴脉所行，为经。《针经》：刺入三分，留七呼，灸三壮。窦氏：针入五分，灸七壮。

三阴交二穴，在足内踝上三寸，骨下陷中。足太阴、少阴、厥阴三脉之会。《针经》：刺入三分，留七呼，灸三壮。窦氏：刺入一寸半，直透绝骨穴，灸二七壮。传曰：宋太子出苑逢妊妇，诊曰："女。"徐文伯曰："一男一女。"太子性急欲视，文伯泻三阴交，补合谷，胎应针而下，果如文伯之诊，后世遂以二穴为妊妇禁。一方云：补三阴交泻合谷，则胎反安。

漏谷二穴，在内踝上六寸骨下陷者中。足太阴络。《针经》：刺入三分，留七呼，灸三壮。

地机二穴，一名脾舍。在膝内侧辅骨下陷中。足太阴郄。别走上一寸，空在膝下五寸，伸足取之。《针经》：刺入三分，灸三壮。

阴陵泉二穴，水也。在膝下内侧辅骨下一指陷中，屈足取之。

---

① 太：底本作"大"，据文义改。

足太阴脉所入，为合。《针经》：刺入五分，留七呼，灸三壮。窦氏：刺入二寸半，直透阳陵泉，灸二七壮。

血海二穴，一名血郄，一名百虫窠。在膝上内廉辅骨上二寸半，赤白肉际宛宛中。一方：以患人手按膝盖骨上，大指向内，余四指向外，大指尽处是穴。《针经》：刺入五分，灸五壮。窦氏：刺入二寸半，灸三七壮。

箕门二穴，在鱼腹上，越两筋间，动脉应手，上血海六寸，下气冲五寸，足太阴内市。《针经》：刺入三分，留六呼，灸三壮。一方：禁刺。

冲门二穴，一名慈宫。上直两乳，去大横五寸，在府舍下横骨两端约纹中，动脉应手，挟任脉两旁各四寸。足太阴、厥阴之会。《针经》：刺入七分，灸五壮。

府舍二穴，在腹结下三寸，上直两乳，挟任脉两旁各四寸。足太阴、阴维、厥阴之会。此脉上下入腹，络胸结心肺，从胁至肩，此①太阴郄，三阴、阳明支别。《针经》：刺入七分，灸五壮。

腹结二穴，一名腹屈。在大横下一寸三分，上直两乳，挟任脉两旁各四寸。《针经》：刺入七分，灸五壮。

大横二穴，在腹哀下三寸，横直脐旁大横纹中，上直两乳。挟任脉两旁各四寸。足太阴、阴维之会。《针经》：针入七分，灸五壮。

腹哀二穴，在日月下一寸五分，上直两乳，挟任脉两旁各四寸。足太阴、阴维之会。《针经》：刺入七分，灸五壮。

食窦二穴，在天溪下一寸六分陷者中，挟任脉两旁各六寸，仰而取之。一云：直两乳外旁开一寸半，举臂取之。《针经》：刺入四分，灸五壮。

---

① 此：底本作"比"，据文义改。

天溪二穴，在胸乡下一寸六分陷者中，挟任脉两旁各六寸，仰而取之。《针经》：刺入四分，灸五壮。

胸乡二穴，在周荣下一寸六分陷中，挟任脉两旁各六寸，仰而取之。《针经》：刺入四分，灸五壮。

周荣二穴，在中府下一寸六分陷中，挟任脉两旁各六寸，仰而取之。《针经》：刺入四分，灸五壮。

大包二穴，在渊液①下三寸，直胁②下六寸。为脾大络，布胸胁中，出九肋间及季胁端，别络诸阴，总统阴阳，由脾灌溉五脏。《针经》：刺入三分，灸三壮。

脾经穴法分寸歌

二十一穴足太阴，大拇内侧隐白侵，
大都节后陷中取，太白核骨后陷寻，
公孙节后一寸取，商丘踝下微前真，
踝上三寸三阴交，漏谷踝上六寸亲，
膝下五寸名地机，阴陵内侧膝辅际，
血海分明膝髌上，内廉肉际二寸半，
箕门血海上六寸，筋间动脉须详谛，
冲门五寸大横下，三寸三分寻府舍，
腹结横下寸三分，大横挟脐非所诈，
腹哀寸半日月旁，直与食窦相连亚，
食窦天溪又胸乡，周荣各一寸六定，
渊液三寸下大包，九肋之间当熟谙。

---

① 液：底本作"胁"，据现代通用穴位名改。
② 胁：据大包穴部位，疑作"腋"。

手少阴心经图穴十二

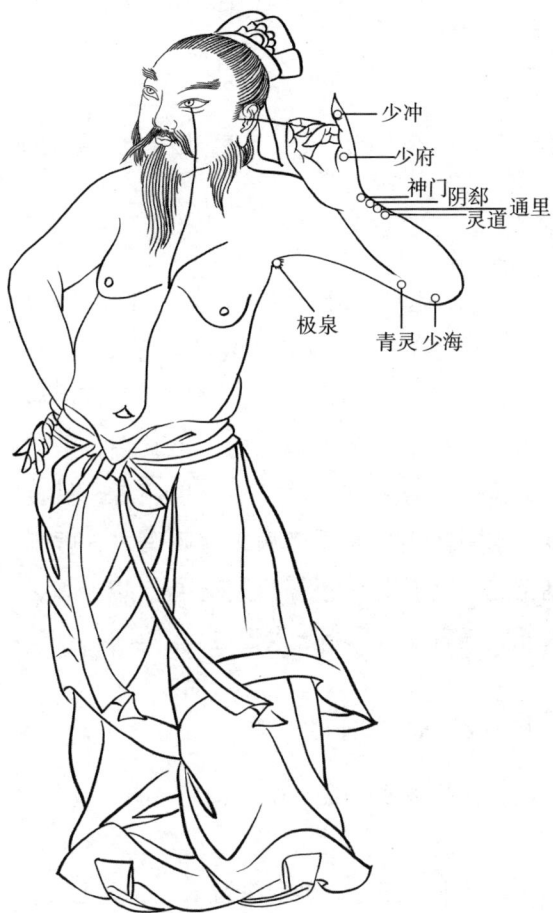

少冲
少府
神门 阴郄 通里
灵道
极泉 青灵 少海

手少阴心经穴法图

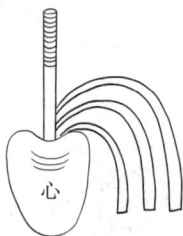

心重十二两，中有七孔三毛，盛精汁三合。主藏神。

手少阴心经

心手少阴之脉，起于心中，出属心系，下膈络小肠。其支者，从心系上挟咽，系目系。其直者，复从心系却上肺，下出腋下，下循臑内后廉，行太阴心主之后，下肘内，循臂内后廉，抵掌后兑骨之端，入掌内后廉，循小指之内，出其端。是动则病，嗌干心痛，渴而欲饮，是为臂厥。是主心所生病者，目黄胁痛，臑臂内后廉痛厥，掌中热痛。为此诸病，盛则泻之，虚则补之，热则疾之，寒则留之，陷下则灸之①，不盛不虚，以经取之。盛者寸口大二倍于人迎，虚者寸口反小于人迎也。

手少阴心经所发九穴_{左右共一十八穴}

极泉二穴，在腋下筋间聚毛中，动脉入胸。《针经》：刺入三分，灸五壮。

青灵二穴，在肘上三寸，伸肘举臂取之。灸七壮，不宜用针。

少海二穴，一名曲节，水也。在肘内廉节后，去肘内大骨端五分陷中，动脉应手，屈肘向头取之，在肘骨大筋内。手少阴脉

---

① 陷下则灸之：底本无，据《灵枢·经脉》补。

所入，为合。《针经》：刺入五分，灸三壮。

灵道二穴，金也。去腕骨后一寸五分。手少阴脉所行，为经。《针经》：刺入三分，灸三壮。窦氏：刺入二分，沿皮向后一寸半，灸七。

通里二穴，在手内侧腕骨后一寸。手少阴络，别走太阳者。《针经》：刺入三分，灸三壮。

阴郄二穴，手少阴郄也。在手掌后，前直小指，去腕五分动脉中。《针经》：刺入三分，灸三壮。窦氏：针入五分，灸五壮。

神门二穴，土也。一名兑冲，一名中都。在小指掌后兑骨端陷者中。手少阴脉所注，为俞。《针经》：刺入三分，灸三壮。窦氏：针入二分，沿皮向后一寸。

少府二穴，火也。在手小指本节后两指中间陷中，直劳宫。手少阴脉之所溜也，为荥。《针经》：刺入三分，灸三壮。

少冲二穴，一名经始，木也。在手小指内侧，去爪甲如韭叶。手少阴脉所出，为井。《针经》：刺入一分，灸一壮。窦氏：针入一分，更沿皮向后三分。

心经穴法分寸歌

少阴九穴始极泉，臂内腋下两筋间，
青灵肘节上三寸，少海肘后五分端，
灵道腕后一寸半，通里腕后一寸占，
阴郄腕后五分是，神门掌后兑骨端，
少府冲下劳宫对，少冲小指内侧灵。

手太阳小肠经图穴 十三

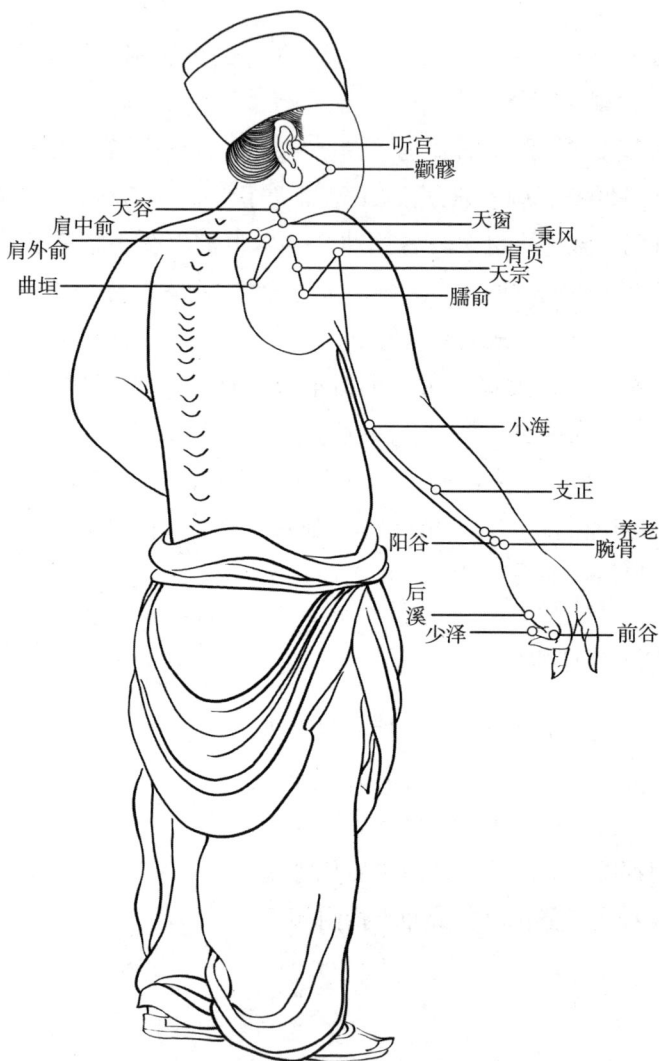

听宫
颧髎
天容
天窗
秉风
肩中俞
肩贞
肩外俞
天宗
曲垣
臑俞
小海
支正
养老
阳谷
腕骨
后溪
少泽
前谷

手太阳小肠经穴法图

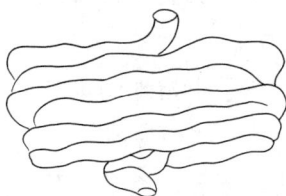

小肠重二斤十四两，长三丈二尺，广二寸半，径八分分之少半。左回，叠积十六曲。容谷二斗四升，水六升三合合之大半。

手太阳小肠经

小肠手太阳之脉，起于小指之端，循手外侧上腕，出踝中，直上循臂骨下廉，出肘内侧两筋之间，上循臑外后廉，出肩解，绕肩胛，交肩上，入缺盆，络心，循咽下膈，抵胃，属小肠。其支者，从缺盆循颈上颊，至目锐眦，却入耳中。其支者，别颊上䐼①抵鼻，至目内眦，斜络于颧。是动则病，嗌痛颔肿，不可以顾，肩似拔，臑似折。是主液所生病者，耳聋，目黄，颊肿，颈颔肩臑肘臂外后廉痛。为此诸病，盛则泻之，虚则补之，热则疾之，寒则留之，陷下则灸之，不盛不虚，以经取之。盛者人迎大二倍于寸口，虚者人迎反小于寸口也。

手太阳小肠经所发一十九穴左右共三十八穴

少泽二穴，一名小吉，金也。在手小指外侧端，去爪甲如韭叶。手太阳脉所出，为井。《针经》：刺入一分，留三呼，灸一壮。窦氏：针入一分，更沿皮向后三分。

前谷二穴，水也。在手小指外侧，本节前、次节后横纹陷中，

① 䐼（zhuō）：人体部位名，指眼眶下面的骨骼。

握手取之。手太阳脉所溜，为荥。《针经》：刺入一分，留三呼，灸三壮。窦氏：针入二分。

后溪二穴，木也。在手小指外侧本节后一寸，大横纹尖上陷中，捏拳取之。手太阳脉所注，为俞。《针经》：刺入二分，留二呼，灸一壮。窦氏：针入五分，灸二七壮。后溪为八法之一，以其合督脉而会阳跷于内眦与颈也。

腕骨二穴，在手外侧腕前起骨缝中，必转手向内，腕骨中分为二，乃下针。手太阳脉所过，为原。虚实皆拔之。《针经》：刺入二分，留三呼，灸三壮。窦氏：针入三分，或透神门穴，灸二七壮。

阳谷二穴，火也。在手外侧腕①中，兑骨下二分陷者中。手太阳脉所行，为经。《针经》：刺入二分，留二呼，灸三壮。窦氏：针入三分，灸七壮。

养老二穴，手太阳郄。在手踝上一空，腕后一寸陷中。《针经》：刺入三分，灸三壮。

支正二穴，在手腕后五寸，手太阳络，别走少阴者。《针经》：刺入三分，留七呼，灸三壮。窦氏：针入一方，沿皮向前一寸半。一方：以腕骨肘节为两端，居中是穴。当臂之中，故曰支正。

小海二穴，土也。在肘内大骨外，大筋内去肘端五分陷中，屈手入腰取之。手太阳脉所入，为合。《针经》：刺入二分，留七呼，灸七壮。窦氏：针入五分，灸二七壮。

肩贞二穴，在肩曲胛下，两骨解间，肩髃后陷中。《针经》：刺入八分，灸三壮。窦氏：针入一寸半，灸二七壮。

臑俞二穴，在肩臑后，大骨下，胛上廉陷者中。手太阳、阳维、跷脉之会。举臂取之。《针经》：刺入八分，灸三壮。

天宗二穴，在秉风后，大骨下陷者中。《针经》：刺入五分，

---

① 腕：底本作"宛"，据文义改。

留六呼，灸三壮。

秉风二穴，挟天髎，在外肩上，小髃骨后，举臂有空。手阳明太阳、手足少阳之会。举臂取之。《针经》：刺入五分，灸五壮。

曲垣二穴，在肩中央曲胛陷者中，按之动脉应手。《针经》：刺入八分或九分，灸十壮。

肩外俞二穴，在肩胛上廉，去脊三寸陷者中。《针经》：刺入六分，灸三壮。

肩中俞二穴，在肩胛内廉，去脊二寸陷者中。《针经》：刺入三分，留七呼，灸三壮。

天窗二穴，一名窗笼。在颈大筋前，曲颊下，扶突穴后，动脉应手陷中。《针经》：刺入六分，灸三壮。窦氏：针入三分，灸七壮。

天容二穴，在耳下曲颊后。《针经》：刺入三分，灸三壮。

颧髎二穴，一名兑骨。在面颀骨下廉陷者中。手少阳、太阳之会。《针经》：刺入三分，禁不宜灸。

听宫二穴，在耳中珠子，大如赤小豆是穴。手足少阳、手太阳之会。谓之听宫者，宫阙之名，言在内也，居耳轮之内，故名宫。《针经》：刺入三分，灸三壮。窦氏：针入一分，轻弹出血，禁灸。

小肠经穴法分寸歌

小肠少泽小指端，前谷外侧节前论，
节后陷中后溪是，掌尽外侧腕骨存，
腕中骨下阳谷讨，腕上一寸名养老，
支正腕后量五寸，小海肘端五分好，
肩贞在肩曲胛下，臑俞胛上挟肩杳，
天宗大骨下陷中，秉风髎后举有空，
曲垣肩中曲胛陷，肩外去脊三寸中，
肩中二寸大椎旁，天窗颊下动脉详，

天容耳下曲颊后，颧髎面颊兑端量，

听宫耳前如赤豆，一十九穴手太阳。

足太阳膀胱经图穴十四

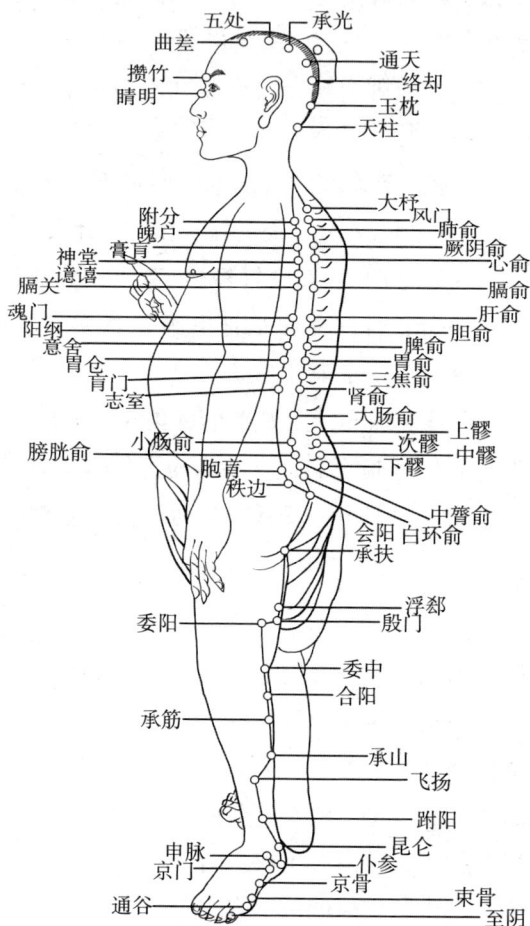

足太阳膀胱经穴法图

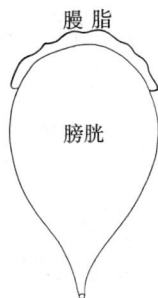

腰 脂

膀胱

膀胱重九两二铢，纵广九寸，盛溺九升九合。

足太阳膀胱经

膀胱足太阳之脉，起于目内眦，上额交巅上。其支者，从巅至耳上角。其直者，从巅入络脑，还出别下项，循肩膊内，挟脊抵腰中，入循膂，络肾，属膀胱。其支者，从腰中下挟脊贯臀，入腘中。其支者，从膊内左右别下贯胛，挟脊内，过髀枢，循髀外后廉，下合腘中，以下贯腨内，出外踝之后，循京骨，至小指外侧端。是动则病，冲头痛，目似脱，项如拔，脊痛，腰似折，髀不可以曲，腘如结，腨如裂，是为踝厥。是主筋所生病者，痔疟狂癫疾，头颈项痛，目黄，泪出，鼽衄，项背腰尻腘腨脚皆痛，小指不用。为此诸病，盛则泻之，虚则补之，热则疾之，寒则留之，陷下则灸之，不盛不虚，以经取之。盛者人迎大二倍于寸口，虚者人迎反小于寸口也。

足太阳膀胱经所发六十三穴[①]左右共一百二十六穴

睛明二穴，一名泪孔。在目内眦。手足太阳、足阳明之会。

[①] 六十三穴：本经应为六十七穴，缺眉冲、督俞、气海俞、关元俞四穴。

《针经》：刺入六分，留六呼，灸三壮。一方：刺入一分半。窦氏：针入一寸，禁灸。东垣曰：刺太阳睛明出血则目愈明。盖此经多血少气，故目翳赤痛从内眦起者，刺之以宣泻太阳之热。

攒竹二穴，一名光明，一名始光，一名圆柱，一名夜光。在两眉尖陷中。《针经》：刺入三分，留六呼，灸三壮。窦氏：针入一分，沿皮透鱼腰穴。

曲差二穴，一名鼻冲。挟神庭两旁各开一寸五分，在发际，正头取之。《针经》：刺入三分，灸三壮。窦氏：针入一分，沿皮向外透临泣穴，灸七壮。

五处二穴，在上星穴两旁各开一寸五分，上曲差一寸。《针经》：刺入三分，禁不可灸。《铜人》：灸三壮。《明堂》：灸五壮。窦氏：针入一分，沿皮向外透目窗穴，灸七壮。又宜三棱针出血。

承光二穴，在五处后一寸五分，挟督脉两旁亦各一寸五分。《针经》：刺入三分，禁不可灸。

通天二穴，一名天臼。在承光后一寸五分，挟督脉两旁亦各一寸五分。《针经》：刺入三分，留七呼，灸三壮。

络却二穴，一名强阳，一名脑盖。在通天后一寸五分，挟督脉两旁亦一寸五分。《针经》：刺入三分，留五呼，灸三壮。

玉枕二穴，在络却后一寸五分，挟脑户旁各一寸三分，起肉枕骨上，入发际三寸。《针经》：刺入三分，留三呼，灸三壮。

天柱二穴，在挟项后发际，大筋[1]外廉陷者中。《针经》[2]：刺入三分，留六呼，灸三壮。《铜人》云：得气即泻。窦氏：针入二寸半，左右相透，灸二七壮。

大杼二穴，在项后第一椎下，两旁各开一寸五分陷者中，正坐取之。督脉别络，手足太阳之会。《针经》：刺入五分，留七呼，

---

① 筋：底本作"经"，据《针灸甲乙经》《针灸聚英》改。

② 《针经》：底本作"《甲乙》"，据前后各条文体例改。

灸七壮。窦氏：针入一分，沿皮向外一寸半，灸七壮。

风门二穴，一名热府。在背部第二椎下，两旁各开一寸五分陷者中，正坐取之。督脉、足太阳之会。《针经》：刺入五分，留五呼，灸三壮。窦氏：针入一分，沿皮向外一寸半，灸五十壮。

肺俞二穴，在第三椎下，两旁各开一寸五分陷中。《针经》：刺入三分，留七呼，灸三壮。窦氏：针入一分，沿皮向外一寸半，灸五十壮。

心包俞二穴①，在第四椎下，两旁各开一寸五分陷中，正坐取之。《针经》刺灸缺。《铜人》：针三分，灸七壮。窦氏：针入一分，沿皮向外一寸半，灸七壮。

心俞二穴，在第五椎下，两旁各开一寸五分。《针经》：刺入三分，留七呼，得气即泻，禁不可灸。窦氏：针入一分，沿皮向外一寸半，灸七壮。

膈俞二穴②，即崔知悌患门穴，在第七椎下，两旁各开一寸五分。血之所会。《针经》：刺入三分，留七呼，灸三壮。窦氏：针入一分，沿皮向外一寸半，灸七壮。

肝俞二穴，在第九椎下，两旁各开一寸五分。《针经》：刺入三分，留七呼，灸三壮。窦氏：针入一分，沿皮向外一寸半，灸二七壮。

胆俞二穴，在第十椎下，两旁各开一寸五分。更广五分，即崔知悌四花旁二穴也。《针经》：刺入五分，灸三壮。窦氏：针入一分，沿皮向外一寸半。

脾俞二穴，在第十一椎下，两旁各开一寸五分。《针经》：刺入三分，留七呼，灸三壮。窦氏：针入一分，沿皮向外一寸半，

---

① 心包俞二穴：底本缺"二穴"二字，据前后各条文体例补。
② 膈俞二穴：底本缺"二穴"二字，据前后各条文体例补。

灸五十壮。

胃俞二穴，在第十二椎下，两旁各开一寸五分。《针经》：刺入三分，留七呼，灸三壮。窦氏：针入一分，沿皮向外入寸半，灸二七壮。一方：随年为壮。

三焦俞二穴，在十三椎下，两旁各开一寸五分。《针经》：刺入五分，灸三壮。窦氏：针入一分，沿皮向外一寸半，禁灸。

肾俞二穴，在第十四椎下，两旁各开一寸五分。《针经》：刺入三分，留七呼，灸三壮。窦氏：针入一分，沿皮向外一寸半，灸五十壮至百壮。一方云：植杖度之，与脐平是穴。

大肠俞二穴，在第十六椎下，两旁各开一寸五分，伏而取之。《针经》：刺入三分，留六呼，灸三壮。窦氏：针入一分，沿皮向外一寸半，灸三七壮。

小肠俞二穴，在第十八椎下，两旁各开一寸五分，伏而取之。《针经》：刺入三分，留六呼，灸三壮。窦氏：针入一分，沿皮向外一寸半，灸三七壮。

膀胱俞二穴，在第十九椎下，两旁各开一寸五分，伏而取之。《针经》：刺入三分，留六呼，灸三壮。窦氏：针入一分，沿皮向外一寸半，灸三七壮。

中膂俞二穴，在第二十椎下，两旁各开一寸五分，挟脊胛而起，伏而之。《针经》：刺入三分，留六呼，灸三壮。

白环俞二穴，在第二十一椎下，两旁各开一寸五分。取法：挺身伏地，以两手支额，纵息，令皮肤俱缓，乃取其穴。《针经》：刺入八分，得气即泻，泻讫多补之，禁不宜灸。窦氏：针入一寸半，灸三七壮。

上髎二穴，在腰髁骨下一寸，第一空，挟脊陷中。足太阳、少阳之络。《针经》：刺入三分，留七呼，灸三壮。

次髎二穴，在腰髁骨第二空，挟脊陷中。《针经》：刺入三分，留七呼，灸三壮。

中髎二穴，在腰髁骨第三空，挟脊陷中。《针经》：刺入三分，留十呼，灸三壮。

下髎二穴，在腰髁骨第四空，挟脊陷中。足太阳、少阳、厥阴所结。《针经》：刺入三分，留十呼，灸三壮。

会阳二穴，一名利机。在阴尻骨两旁，去长强一分。《针经》：刺入八分，灸五壮。

附分二穴，在第二椎下，附项内廉，去脊两旁各开三寸。手足太阳之会。正坐取之。《针经》：刺入八分，灸五壮。

魄户二穴，在第三椎下，两旁各开三寸，上直附分，正坐取之。《针经》：刺入三分，灸三壮。窦氏：针入一分，沿皮向外一寸半，灸三七壮。一方云：得气即泻，又宜久留针。

膏肓二穴，在四椎下，微带五椎骨上，两旁各开三寸，正坐开肩取之。禁不宜针，灸三七壮至百壮。《针经》未有此穴。唐真人孙思邈始指而论之，无所不疗，一切痰饮虚损劳瘵，传尸骨蒸，痈疽发背并治之。窦文贞①云：若针此穴，泄人五脏真气。是在所忌。昔秦和缓②不救晋侯之疾，以其病在膏之下，肓之上，针砭汤液皆所不及，即此穴也。一方云：灸膏肓二穴，宜取脐下气海、丹田、关元、中极，四穴中灸一穴以应之。又灸足三里，引火气下行，方为尽善。又曰：人言二十以下③不宜灸膏肓，恐致虚火上炎；又多不针泻三里，是不经师授而妄作也。

神堂二穴，在第五椎下，两旁各开三寸陷者中。《针经》：刺入三分，灸五壮。

谚语二穴，在肩膊内廉，第六椎下，两旁各三寸，正坐取之。

---

① 窦文贞：即窦汉卿。
② 和缓：医和、医缓，为晋侯治病者为医缓。
③ 二十以下：底本作"二十以上"，据文义改。

令病人呼"噫嘻"，其动应手。《针经》：刺入六分，留七呼，灸五壮。一方云：多灸益善。

膈关二穴，在第七椎下，两旁各三寸陷中，正坐开肩取之。《针经》：刺入五分，灸三壮。

魂门二穴，在第九椎下，两旁各开三寸，正坐取之。《针经》：刺入五分，灸五壮。窦氏：针入一分，沿皮向外一寸半，灸二七壮。

阳纲二穴，在第十椎下，两旁各三寸陷中，正坐开肩取之。《针经》：刺入五分，灸三壮。

意舍二穴，在第十一椎下，两旁各三寸陷中。《针经》：刺入五分，灸三壮。《铜人》：灸五十壮至百壮。

胃仓二穴，在第十二椎下，两旁各三寸陷中。《针经》：刺入五分，灸三壮。一方：灸五十壮。

肓门二穴，在第十三椎下，两旁各三寸，平巨阙。《针经》：刺入五分，灸三壮。

志室二穴，在第十四椎下，两旁各三寸陷者中。正坐取之。《针经》：刺入五分，灸三壮。

胞肓二穴，在第十九椎下，两旁各三寸陷中。伏而取之。《针经》：刺入五分，灸三壮。

秩边二穴，在第二十椎下，两旁各三寸陷者中。伏而取之。《针经》：刺入五分，灸三壮。

承扶二穴，一名肉郄，一名阴阙，一名皮部。在尻臀下股阴上约纹中。《针经》：刺入二寸，留七呼，灸三壮。

殷门二穴，在肉郄下六寸。《针经》：刺入五分，留七呼，灸三壮。

浮郄二穴，在委阳上一寸，屈膝而展得之。《针经》：刺入五分，灸三壮。

委阳二穴，在承扶下六寸，与殷门并，屈伸取之。出于腘中外廉两筋间，太阳之前，少阳之后，足太阳之别络也。为三焦下辅俞。《针经》：刺入七分，留五呼，灸三壮。

委中二穴，一名血郄。土也。在膝后约纹中央，两筋之间，动脉是穴。伏卧取之。足太阳脉所入，为合。《针经》：刺入五分，留七呼，灸三壮。窦氏：针入二寸五分，禁灸。四畔紫脉上宜锋针出血，大筋①不宜出血。

合阳二穴，在膝后约纹中央下二寸是穴。《针经》：刺入六分，灸五壮。窦氏：针入二寸半，灸二七壮。

承筋二穴，一名腨肠。在腨中央陷中。《针经》：禁不可刺，灸三壮。

承山二穴，一名肉柱，一名鱼腰。在足兑腨肠下分肉间陷中。伏卧，用两足大指坚挺，乃取之。《针经》：刺入七分，灸三壮。《明堂》云：得气即泻，速出针，灸不及针。窦氏：针入二寸半，灸三七壮。

飞扬二穴，一名厥阳。在足外踝上七寸。足太阳络，别走少阴者。《针经》：刺入三分，灸三壮。

跗阳二穴，阳跷之郄。在足外踝上三寸，太阳前，少阳后，筋骨间。《针经》：刺入六分，留七呼，灸三壮。

昆仑二穴，火也。在足外踝骨后下五分，足跟骨上陷中，动脉应手。足太阳脉所行，为经。《针经》：刺入五分，留十呼，灸三壮。窦氏：横透吕细穴，灸三七壮或五十壮。

仆参二穴，一名安邪。阳跷之本。在足后跟骨下陷中，拱足取之。《针经》：刺入五分，留十呼，灸七壮。

申脉二穴，阳跷所生也。在足外踝下五分陷中，容爪甲许。

---

① 筋：底本作"经"，据文义改。

一方云：取外踝尖下二寸，赤白肉际。《针经》：刺入三分，留六呼，灸三壮。窦氏：针入一寸，灸二七壮。申脉为八法之一，以其合阳跷，会督脉于内眦也。

金门二穴，一名关梁。在足外踝下陷中。足太阳郄，阳维别属也。《针经》：刺入五分，灸三壮。

京骨二穴，在足外侧大骨下，赤白肉际陷中，按而得之。足太阳脉所过，为原。《针经》：刺入三分，留七呼，灸三壮。窦氏：针入五分，灸七壮。一方：虚实皆拔之。

束骨二穴，木也。在足小指外侧，本节后赤白肉际陷中。足太阳脉所注，为俞。《针经》：刺入三分，留七呼，灸三壮。

通谷二穴，水也。在足小指外侧本节前陷中。足太阳脉所溜，为荥。《针经》：刺入三分，留五呼，灸五壮。本节红肿，弹针出血；脚背红肿，锋针出血。一方云：五脏气乱于头，宜深取通谷、束骨，此知根结者也。

至阴二穴，金也。在足小指外侧，去爪甲如韭叶。足太阳脉所出，为井。《针经》：刺入一分，留五呼，灸五壮。窦氏：针入一分，沿皮向后三分。

膀胱经穴法分寸歌

六十三穴膀胱经，目眦内角始睛明，
攒竹眉端陷中是，曲差寸五伴神庭，
五处挨排挟上星，承光五处后寸半，
通天络却一停匀，玉枕横挟于脑户，
一寸三分相旁助，天柱发际大筋外，
大杼在项一椎下，挟脊相去寸五分，
第一大杼二风门，肺俞三椎心包四，
心俞五椎之下论，督俞膈俞相梯级，

第六第七次第立，第八椎下穴无有，
肝俞相椎当第九，十椎胆俞脾十一，
十二椎下胃俞取，三焦肾俞气海俞，
十三十四十五主，大肠关元俞要量，
十六十七椎两旁，十八椎下小肠俞，
十九椎下寻膀胱，中膂内俞椎二十，
白环二十一椎当，上髎次髎中与下，
一空二空挟腰胯，并同挟脊四个髎，
载在《针经》人勿讶，会阳在尾髎骨旁，
相看督脉一分详，第二椎下外附分，
挟脊相去古法云，先除脊后量三寸，
不尔灸之能伤筋，魄户三椎膏肓四，
四椎微多五椎上，虚损灸之精神旺，
第五椎下索神堂，第六譩譆穴最强，
膈关第七魂门九，阳纲①意舍依次数，
胃仓肓门屈指弹，椎看十二与十三.
志室次之胞十九，秩边二十椎下详，
承扶臀下纹中央，殷门承扶下六寸，
浮郄一寸上委阳，委阳却与殷门并，
腘中外廉两筋乡，委中膝腘约纹里，
此下三寸寻合阳，承筋腨肠中央是，
承山腨下分肉陷，飞扬外踝上七寸，
跗阳踝上三寸量，金门正在外踝下，
昆仑踝后跟骨上，仆参跟骨后陷是，
申脉分明踝下容，京骨外侧大骨下，

---

① 纲：底本作"光"，据现代通用穴位名改。

束骨本节后陷中，通谷本节前陷索，
至阴小指外侧当。

足少阴肾经图穴十五

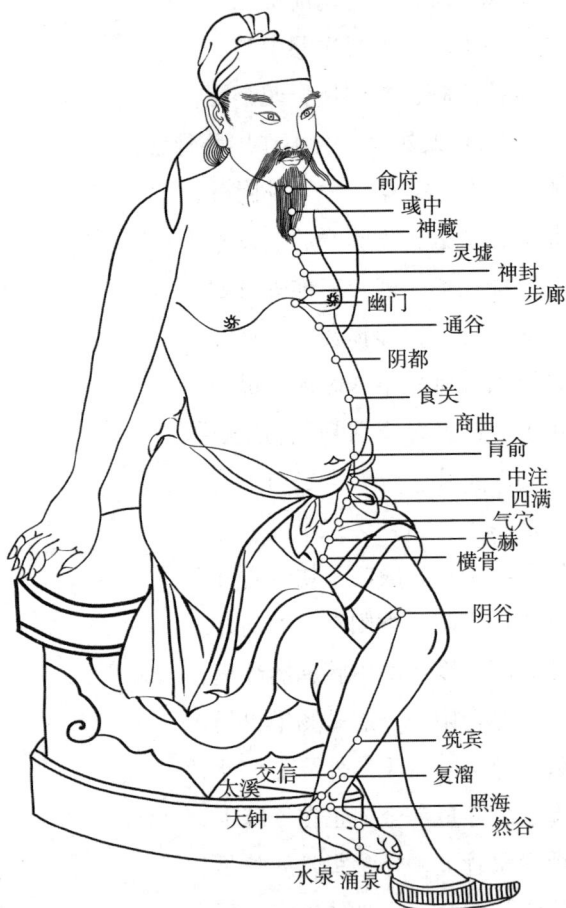

足少阴肾经穴法图

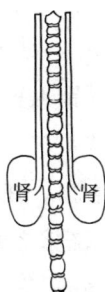

肾有二枚，重一斤二两。主藏志。

足少阴肾经

肾足少阴之脉，起于小指之下，斜走足心，出然谷之下，循内踝之后，别入跟中，以上贯腨内，出腘内廉，上股内后廉，贯脊，属肾，络膀胱。其直者，从肾上贯肝膈，入肺中，循喉咙，挟舌本。其支者，从肺出络心，注胸中。是动则病，饥不欲食，面如漆柴①，咳唾则有血，喝喝而喘，坐而欲起，目䀮䀮如无所见，心如悬，若饥状，气不足则善恐，心惕惕如人将捕之，是为骨厥。是主肾所生病者，口热舌干，咽肿上气，嗌干及痛，烦心心痛，黄疸肠澼，脊股内后廉痛，痿厥嗜卧，足下热而痛。为此诸病，盛则泻之，虚则补之，热则疾之，寒则留之，陷下则灸之，不盛不虚，以经取之。灸则强食生肉，缓带被发，拽杖重履而步。盛者寸口大二倍于人迎，虚者寸口反小于人迎也。

足少阴肾经所发二十七穴 左右共五十四穴

涌泉二穴，木也。一名地冲。在足心陷中，屈足蜷指宛宛内，

---

① 柴：底本作"紫"，据《灵枢·经脉》改。

跪取之。一方云：蜷足第三缝中，与大指本节平等。一方：用线于中指量至后跟尽处，折中是穴。足少阴脉所出，为井。《针经》：刺入三分，留三呼，灸三壮。《铜人》云：无令出血。《明堂》云：灸不及针。此各有见。窦氏：针入一分，沿皮向后三分。

然谷二穴，火也。一名龙渊。在足内踝前，起大骨下陷中。足少阴脉所溜，为荥。太阴、跷脉之郄。《针经》：刺入三分，留三呼，灸三壮。窦氏：针入五分，灸二七壮。《甲乙》云：刺之多见血，使人立饥欲食。

太溪二穴，土也。一名吕细。在足内踝后，跟骨上动脉陷中。足少阴脉所注，为俞。《针经》：刺入三分，留七呼，灸三壮。窦氏：针透昆仑穴，灸五十壮。东垣曰：治痿宜导湿热，不令湿土克肾水，其穴在太溪。

照海二穴，阴跷脉所生。在足内踝骨下一寸，赤白肉际。《针经》：刺入四分，留六呼，灸三壮。窦氏：针入五分，灸二七壮。照海为八法之一，以其合阴跷、任脉于喉咙也。

大钟二穴，在足后跟冲中。足少阴络，别走太阳者。《针经》：刺入二分，留七呼，灸三壮。窦氏：针入三分，灸七壮。

水泉二穴，足少阴郄。去太溪穴一寸，在足内踝下。《针经》：刺入四分，灸三壮。

复溜二穴，一名昌阳，一名伏白。金也。在足内踝上二寸，筋骨陷中。足少阴脉所行，为经。《针经》：刺入三分，留三呼，灸五壮。

交信二穴，在足内踝上二寸，少阴前、太阴后，筋骨间，居复溜之后，二穴相平，前旁骨是复溜，后旁筋是交信，二穴止隔一筋。为阴跷之郄。《针经》：刺入四分，灸三壮。

筑宾二穴，阴维之郄。在足内踝上六寸腨分中。《针经》：刺入三分，灸五壮。

阴谷二穴，水也。在膝内辅骨后，大筋下，小筋上，按之动脉应手，屈膝取之，缝尖是穴。足少阴脉所入，为合。《针经》：刺入四分，灸三壮。窦氏：针入五分，灸二七壮。

横骨二穴，一名下极。在腹部大赫下一寸，肓俞下五寸。《针经》：挟任脉两旁各五分，冲脉、足少阴之会。《针经》：刺入一寸，灸五壮。

大赫二穴，一名阴维，一名阴关。在气穴下一寸，挟任脉两旁各五分。冲脉、足少阴之会。《针经》：刺入一寸，灸五壮。

气穴二穴，一名胞门，一名子户。在四满下一寸，挟任脉各五分。冲脉、足少阴之会。《针经》：刺入一寸，灸五壮。

四满二穴，一名髓府。在中注下一寸，挟任脉各五分。冲脉、足少阴之会。《针经》：刺入一寸，灸五壮。

中注二穴，在肓俞下一寸，挟任脉各五分。冲脉、足少阴之会。《针经》：刺入一寸，灸五壮。

肓俞二穴，在商曲下一寸，直脐中两旁各五分。冲脉、足少阴之会。《针经》：刺入一寸，灸五壮。

商曲二穴，在食关下一寸，挟任脉各五分。冲脉、足少阴之会。《针经》：刺入一寸，灸五壮。

食关二穴，在阴都下一寸，挟任脉各五分。冲脉、足少阴之会。《针经》：刺入一寸，灸五壮。

阴都二穴，一名食宫。在通谷下一寸，挟任脉各五分。冲脉、足少阴之会。《针经》：刺入一寸，灸五壮。

通谷二穴，在幽门下一寸，挟任脉各五分。冲脉、足少阴之会。《针经》：刺入五分，灸五壮。

幽门二穴，一名上门。在巨阙两旁各五分陷中。冲脉、足少阴之会。《针经》：刺入五分，灸五壮。自横骨至幽门十一穴。《针经》云：挟任脉两旁各半寸。《千金方》云：幽门在巨阙旁半寸，肓俞直脐旁各五分，与

《针经》符合。《明堂》穴法。王冰《素问》注："去中行一寸。"①《资生经》作挟任脉两旁一寸五分。诸家不同如此，今从上古《针经》，以五分为训。

步廊二穴，在神封下一寸六分陷者中，挟任脉两旁各二寸。仰而取之。《针经》：刺入四分，灸五壮。

神封二穴，在灵墟下一寸六分陷中，挟任脉两旁各二寸。仰而取之。《针经》：刺入四分，灸五壮。

灵墟二穴，在神藏下一寸六分陷中，挟任脉各二寸。仰而取之。《针经》：刺入四分，灸五壮。

神藏二穴，在彧中下一寸六分陷中，挟任脉各二寸。仰而取之。《针经》：刺入四分，灸五壮。

彧中二穴，在俞府下一寸六分陷中，挟任脉各二寸。仰而取之。《针经》：刺入四分，灸五壮。窦氏：针入一分，沿皮向外一寸半，灸二七壮。

俞府二穴，在巨骨下，去璇玑穴两旁各开二寸。仰而取之。《针经》：刺入四分，灸五壮。窦氏：针入一分，沿皮向外一寸半，灸二七壮。

肾经穴法分寸歌

涌泉屈足蜷指取，肾经起处须记此，
然谷踝前大骨下，踝后跟上太溪主，
后跟冲中寻大钟，水泉溪下一寸许，
照海踝下阴跷生，踝上二寸复溜与，
溜旁筋骨取交信，筑宾六寸之端取，
阴谷膝内辅骨后，横骨有陷如仰月，

---

① 去中行一寸：《素问》王冰注：腹部足少阴穴，均去中行任脉半寸。《铜人》作"五分"。此处引用疑误。

大赫气穴四满处，中注肓俞正挟脐，
每穴一寸逐一数，商曲食关上阴都，
通谷幽门一寸居，幽门寸半①挟巨阙，
此去中行各五分，步廊神封过灵墟，
神藏彧中入俞府，各一寸六不差殊，
欲知俞府君当问，璇玑之旁各二寸。

心主手厥阴心包络经图经十六

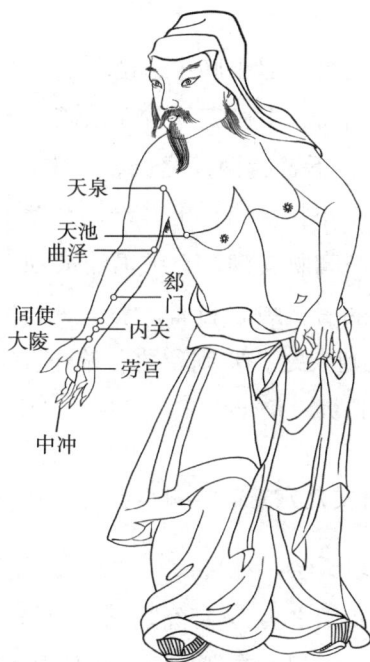

手厥阴心包络穴法图

---

① 寸半：据前"幽门二穴"条文，应为"五分"，即"半寸"，此处有误。

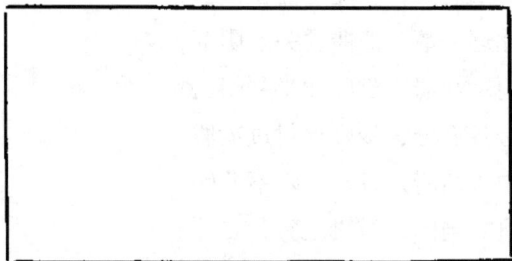

心包络又名心主，心主乃无形之脏，故不及图。

手厥阴心包络经

手厥阴心包络之脉，起于胸中，出属心包络，下膈，历络三焦。其支者，循胸出胁，下腋三寸，上抵腋，下循臑内，行太阴少阴之间，入肘中，下臂行两筋之间，入掌中，循中指出其端。其支者，别掌中，循小指次指，出其端。是动则病，手心热，臂肘挛急，腋肿，甚则胸胁支满，心中憺憺大动，面赤目黄，喜笑不休。是主脉所生病者，烦心心痛，掌中热。为此诸病，盛则泻之，虚则补之，热则疾之，寒则留之，陷下则灸之，不盛不虚，以经取之。盛者寸口大一倍于人迎，虚者寸口反小于人迎也。

手厥阴心包络脉所发九穴 左右共一十八穴，一名手心主脉

天池二穴，一名天会。在乳后一寸，腋下三寸着胁，直腋撅肋间。手厥阴、足少阳之会。《针经》：刺入七分，灸三壮。

天泉二穴，一名天温。在曲腋下，去腋居臑间二寸。举臂取之。《针经》：刺入六分，灸三壮。

曲泽二穴，水也。在手肘内廉下陷中，屈肘，得之横纹两筋中间，用手拄腰，便于下针。手厥阴脉所入，为合。《针经》：刺

入五分，留七呼，灸二七壮。

郄门二穴，手心主郄。在掌后，去腕五寸。《针经》：刺入三分，灸三壮。

间使二穴，金也。在手掌后横纹上三寸，两筋间陷中。手厥阴心主脉所行，为经。《针经》：刺入六分，留七呼，灸三壮。窦氏：针透支沟穴。

内关二穴，在掌后横纹上二寸，两筋间陷中。手心主络，别走少阳者，握拳取之。《针经》：刺入二分，灸五壮。窦氏：针透外关穴。诸病宜吐不得吐者取此。内关为八法之一，以其合阴维，而会冲脉于心胸也。

大陵二穴，土也。在手掌后横纹两筋间陷中，手厥阴脉所注，为俞。《针经》：刺入二分，留七呼，灸三壮。

劳宫二穴，火也。一名五里。在掌中央动脉中，屈无名指点到处是穴。手厥阴脉所溜，为荥。《针经》：刺入三分，留六呼，灸三壮。《明堂》云：得气即泻。又云：不可多灸，令人息肉日加。

中冲二穴，木也。在手中指之端，去爪甲如韭叶陷者中。手厥阴心主脉所出，为井。《针经》：刺入一分，留三呼，灸一壮。窦氏：针入一分，更沿皮向后三分，灸七壮。

心包络经部穴分寸歌

包络穴共一十八，乳后一寸天池索，
天泉腋下二寸求，曲泽中纹动脉觉，
郄门去腕上五寸，间使掌后三寸逢，
内关去腕乃二寸，大陵掌后两筋中，
劳宫掌内屈指取，中指之末是中冲。

手少阳三焦经图经十七

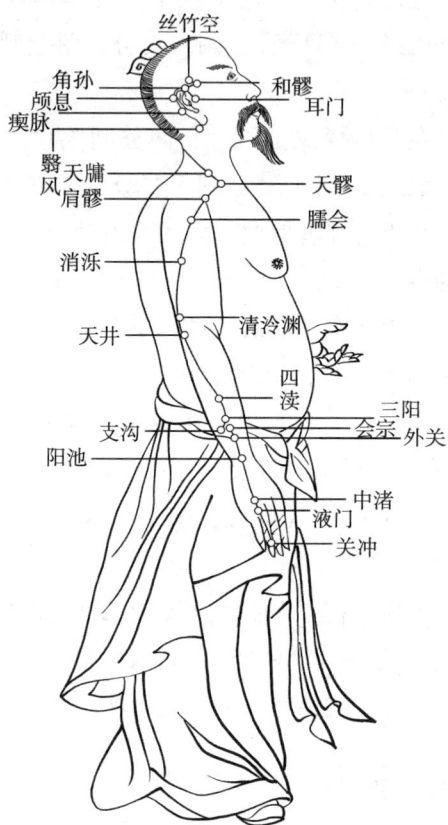

手少阳三焦经穴法图

手少阳三焦经

三焦者，喉咙至膈为上焦，膈下至脐为中焦，脐下至曲骨为下焦。五脏六腑皆三焦所贮，尽有形物也。前脏腑总图，皆其具耳。旧云三焦为无形之腑，恐不其然。谓之焦者，生物纳之皆成腐烂，故以为名。

三焦手少阳之脉，起于小指次指之端，上出两指之间，循手表腕，出臂外两骨之间，上贯肘，循臑外上肩，交出足少阳之后，入缺盆，布膻中，散络心包，下膈，历属三焦。其支者，从膻中上出缺盆，上颈，系耳后直上，出耳上角，以屈下颊至𬱃。其支者，从耳后入耳中，出走耳前，过客主人前，交颊，至目锐眦。是动则病，耳聋，浑浑焞焞，嗌肿喉痹。是主气所生病者，汗出，目锐眦痛，颊痛，耳后、肩臑、肘臂外皆痛，小指次指不用。为此诸病，盛则泻之，虚则补之，热则疾之，寒则留之，不盛不虚，以经取之。盛者人迎大一倍于寸口，虚者人迎反小于寸口也。

手少阳三焦经所发二十三穴左右共四十六穴

关冲二穴，金也。在手小指次指端，去爪甲角如韭叶。手少阳脉所出，为井。《针经》：刺入一分，留三呼，灸三壮。窦氏：针入一分，沿皮向后三分。

液门二穴，水也。在小指次指间陷者中。手少阳脉所溜，为荥。《针经》：刺入三分，灸三壮。

中渚二穴，木也。在小指次指本节后五分陷者中。手少阳脉所注，为俞。《针经》：刺入二分，留三呼，灸三壮。窦氏：针入一分，沿皮向后一寸半。

阳池二穴，一名别阳。在手表腕上陷中。手少阳脉所过，为原。《针经》：刺入二分，留三呼，灸五壮。一方：透大陵，虚实皆拔之，肿痛宜弹针出血。

外关二穴，在腕后二寸陷者中，正坐覆手取之。手少阳络，别走心主者。《针经》：刺入三分，留七呼，灸三壮。窦氏：针透内关穴。外关为八法之一，以其合阳维而会带脉也。

支沟二穴，一名飞虎，火也。在手腕后三寸，两骨之间陷者中。手少阳脉所行，为经。《针经》：刺入二分，留七呼，灸三壮。窦氏：针透间使穴。

会宗二穴，手少阳郄。在腕后三寸，如外五分。《针经》：刺入三分，灸三壮。

三阳络二穴，在臂上大交脉，支沟上一寸。《针经》：禁刺，灸七壮。

四渎二穴，在肘前五寸外廉陷者中。《针经》：刺入六分，留七呼，灸五壮。

天井二穴，土也。在肘尖骨上后一寸，两筋间陷中。屈肘拱胸取之。甄权：叉手按膝取之。手少阳脉所入，为合。《针经》：刺入一分，留七呼，灸三壮。窦氏：针入五分，灸二七壮。

清冷渊二穴，在肘上二寸。伸肘举臂取之。《针经》：刺入三分，灸三壮。

消泺二穴，在肩下臂外，开腋斜肘分下。《针经》：刺入六分，灸三壮。

臑会二穴，一名臑髎。在肩前廉，去肩端三寸。手阳明之络。一云：少阳、阳维之会。《针经》：刺入五分，灸五壮。

肩髎二穴，在肩端臑上。斜举臂取之。《针经》：刺入七分，灸三壮。

天髎二穴，在肩缺盆中，毖骨之间陷者中。善针者取缺盆上突起肉上针之。若误针陷处，伤人五脏气，令人咳逆喘。手少阳、阳维之会。《针经》：刺入八分，灸三壮。

天牖二穴，在颈大筋外，缺盆上，天容后，天柱前，完骨下，发际上。《针经》：刺入一分，灸三壮。《铜人》：针一寸，留七呼，不宜补，不宜灸。《明堂》：针五分，得气即泻，泻尽更留三呼，泻三吸，不宜补。

翳风二穴，在耳后尖角陷中，按之引耳中，开口得穴。诸方先以铜钱二十文，令患人咬之，寻取穴。手足少阳之会。《针经》：刺入四分，灸三壮。

瘈脉二穴，一名资脉。在耳本后鸡足青络脉。《针经》：刺入一分，出血如豆许，灸三壮。

颅息二穴，在耳后青络中。《针经》：刺入一分，出血如豆，多则杀人，灸三壮。

角孙二穴，在耳上廓外间发际之下，开口有孔。手足少阳、手阳明之会。《针经》：刺入二分，灸三壮。一云：禁针。

耳门二穴，在耳前起肉，当耳缺陷中。《针经》：刺入三分，留三呼，灸三壮。

和髎二穴，在耳前锐发下，横脉应手。手足少阳、手太阳之会。《针经》：刺入三分，灸三壮。

丝竹空二穴，一名目髎。在眉后入发际陷中。《针经》：刺入三分，留三呼，禁不宜灸，灸之不幸，令人目小及盲。窦氏：治偏正头风，沿皮向后一寸五分，透率谷穴。治眼目赤肿，沿皮向前一寸五分，透瞳子髎穴，宜弹针出血。

三焦经穴法分寸歌

三焦名指外关冲，小指次指间液门，
中渚次指本节后，阳池表腕上陷中，
腕上二寸外关络，支沟腕上三寸约，
会宗三寸空中求，消详五分毋令错，
腕前四寸臂大脉，此是三阳络穴宅，
四渎腕前五寸量，天井肘上一寸侧，
腕上二寸清泠渊，消泺臂外腋肘分，
臑会肩端去三寸，肩髎肩端臑上斜，

天髎盆上悮骨际，天牖旁颈后天容，
翳风耳后尖角陷，瘛脉耳后鸡足青，
颅息耳后青脉内，角孙耳角开口空，
丝竹眉后陷中看，和髎耳前兑发横，
耳门耳前当耳缺，此穴禁灸分明说。

足少阳胆经图穴十八

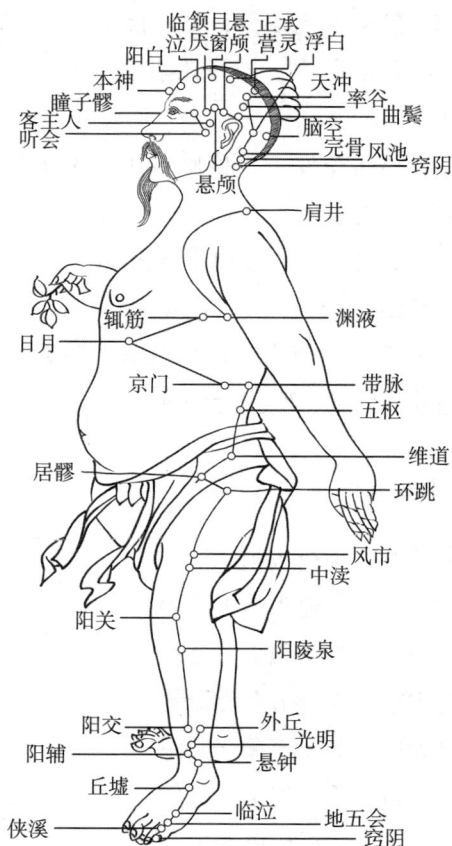

足少阳胆经穴法图

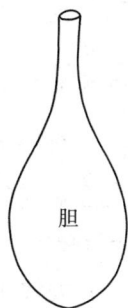

胆

胆在肝之短叶间，重三两三铢。盛精汁二合。

足少阳胆经

胆足少阳之脉，起于目锐眦，上抵头角，下耳后，循颈行手少阳之前，至肩上，却交出手少阳之后，入缺盆。其支者，从耳后入耳中，出走耳前，至目锐眦后。其支者，别锐眦，下大迎，合手少阳，抵于㬎，下加颊车，下颈，合缺盆，下胸中，贯膈，络肝，属胆，循胁里，出气冲，绕毛际，横入髀厌中。其直者，从缺盆下腋，循胸过季胁，下合髀厌中，以下循髀阳，出膝外廉，下外辅骨之前，直下抵绝骨之端，下出外踝之前，循足跗上，入小指次指之间。其支者，别跗上，入大指间，循大指歧骨内，出其端，还贯爪甲，出三毛。是动则病，口苦，善太息，心胁痛不能转侧，甚则面微有尘，体无膏泽，足反大热，是为阳厥。是主骨所生病者，头痛颔痛，目锐眦痛，缺盆中肿痛，腋下肿，马刀侠瘿，汗出振寒，疟，胸胁肋髀膝外至胫绝骨外踝前，诸节皆痛，小指次指不用。为此诸病，盛则泻之，虚则补之，热则疾之，寒则留之，陷下则灸之①，不盛不虚，以经取之。盛者人迎大一倍于

---

① 陷下则灸之：底本无，据《灵枢·经脉》补。

寸口，虚者人迎反小于寸口也。

足少阳胆经所发四十四穴左右共八十八穴

瞳子髎二穴，一名太阳，一名前关。在目外去眦五分，尖尽处是穴。手太阳、手足少阳之会。《针经》：刺入三分，灸三壮。窦氏：针入一分，沿皮向上透鱼腰穴。

听会二穴，在耳前陷中，上关穴下一寸，动脉应手，开口得穴。《针经》：刺入四分，灸三壮。《铜人》：得气即泻，不须补。窦氏：横入四分。一方：口衔尺，方可下针，此为直入四分设也。盖衔尺有孔，便可下针故耳。

客主人二穴，一名上关。在耳前上廉起骨端，开口有孔乃取之。手足少阳、阳明之会。《针经》：刺入三分，留七呼，灸三壮。刺不宜深，太深令人耳无闻。《明堂》：针一分，留之，得气即泻。

颔厌二穴，在曲角下，颞颥上廉。颞颥者，脑有空之名。手足少阳、阳明之会。《针经》：刺入七分，留七呼，灸三壮。深刺令人耳聋。

悬颅二穴，在曲角颞颥中。手足少阳、阳明之会。《针经》：刺入三分，留七呼，灸三壮。深刺令人耳无闻。

悬厘二穴，在曲角颞颥下廉。手足少阳、阳明之会。《针经》：刺入三分，留七呼，灸三壮。

曲鬓二穴，一名曲发。在耳上，入发际曲隅陷者中，鼓颔有空。足太阳、少阳之会。《针经》：刺入三分，灸三壮。

率谷二穴，在耳上入发际一寸五分。足太阳、少阳之会。嚼而取之。《针经》：刺入四分，灸三壮。窦氏：针入一分，沿皮向前，透丝竹空穴。

天冲二穴，在耳上，入发际二寸，如前三分。足太阳、少阳之会。《针经》：刺入三分，灸三壮。

浮白二穴，在耳后入发际一寸。足太阳、少阳之会。《针经》：刺入三分，灸三壮。

窍阴二穴，一名枕骨。在完骨上，枕骨下，摇动有空。足太阳、手足少阳之会。《针经》：刺入四分，灸五壮。《难经》曰：髓会绝骨。非悬钟也，当作枕骨，乃此穴之谓。

完骨二穴，在耳后，入发际四分。足太阳、少阳之会。《针经》：刺入二分，留七呼，灸七壮。《明堂》：依年为壮。

本神二穴，入发际四分，在曲差旁一寸五分，挟神庭两旁各三寸。足少阳、阳维之会。《针经》：刺入三分，灸三壮。

阳白二穴，在眉上一寸，直瞳子。手足阳明少阳、阳维之会。《针经》：刺入三分，灸三壮。

临泣二穴，当目上眦直入发际五分陷中。足太阳、少阳、阳维之会。正视取之。《针经》：刺入三分，留七呼，灸五壮。

目窗二穴，一名至荣。在临泣后一寸。足少阳、阳维之会。《针经》：刺入三分，灸五壮。《铜人》云：三度刺之，目大明。

正营二穴，在目窗后一寸。足少阳、阳维之会。《针经》：刺入三分，灸五壮。

承灵二穴，在正营后一寸五分。足少阳、阳维之会。《针经》：刺入三分，灸五壮。

脑空二穴，一名颞颥。在承灵后一寸五分，挟玉枕骨下陷者中。足少阳、阳维之会。《针经》：刺入四分，灸五壮。《铜人》云：得气即泻。魏武患头风，发即心乱目眩，针脑空立愈。

风池二穴，在脑空后大筋上，发际陷中，挟风府两旁各开二寸，按之引于耳中。足少阳、阳维之会，阳跷之所入也。《针经》：刺入三分，留三呼，灸三壮。一方：累灸百壮。《明堂》云：灸不及针。窦氏：针入七分，或横针三寸半。

肩井二穴，一名膊井。取法：肩上陷是缺盆，其上一寸半是柱骨，如取左穴，用本人右手小指，按于左肩柱骨尖上，平排三指，取中指下第一节中是穴；取右穴亦如是。足少阳、阳维之会。《针经》：刺入五分，灸三壮。窦氏：针入二寸半，灸二七壮。

渊液二穴，一名泉液。在腋下三寸宛宛中，举臂取之。《针经》：刺入三分，禁不可灸，灸之不幸，生肿蚀马刀，内溃①者死，寒热马疡可治。

辄筋二穴，在腋下三寸，复前行一寸，着胁陷中。《针经》：刺入六分，灸三壮。

日月二穴，一名神光。胆募也。在期门穴下五分，挟任脉两旁各四寸，平蔽骨。足太阴、少阳之会。《针经》：刺入七分，灸五壮。窦氏：针入一分，沿皮向外一寸半。

京门二穴，一名气俞，一名气府。肾之募也。在监骨下腰中，胁脊季肋下一寸八分。《针经》：刺入三分，留七呼，灸三壮。窦氏：针入一分，沿皮向外一寸半，灸七壮。

带脉二穴，在季胁下一寸八分。足少阳、带脉之会。《针经》：刺入六分，灸五壮。

五枢二穴，在带脉下三寸，环跳上五寸。一曰：在水道穴旁一寸五分，是挟任脉两旁三寸五分也。足少阳、带脉之会。《针经》：刺入一寸，灸五壮。窦氏：针入一寸半，灸二七壮。

维道二穴，一名外枢。在章门下五寸三分。足少阳、带脉之会。《针经》：刺入八分，灸三壮。

居髎二穴，在章门下八寸三分，髂骨上陷中，居腹部，度与

---

① 溃：底本作"渍"，据文义改。

环跳穴上一寸相平。足少阳、阳跷之会。《针经》：刺入八分，灸三壮。

环跳二穴，一名髀骨，一名分中。在髀枢中，侧卧，屈上足，伸下足，以左手按穴，右手摇撼取之，穴在陷中。足少阳、太阳之会。《针经》：刺入一寸，留二十呼，灸五十壮。窦氏：针入三寸半，已刺不可摇，恐伤针。唐仁寿宫患脚气偏风，甄权奉敕针环跳、阳陵泉、阳辅、巨虚下廉，而能起行。环跳穴痛者，恐生附骨疽。

风市二穴，《针经》无之，《千金方》有风市。取法：在膝上七寸，股外侧两筋间，垂手中指点到处是穴。针入五分，灸五十壮。

中渎二穴，在髀骨外，膝上五寸，分肉间陷中。《针经》：刺入五分，留七呼，灸五壮。

阳关二穴，在阳陵泉上三寸，犊鼻外陷者中。《针经》：刺入五分，禁不可灸。

阳陵泉二穴，土也。在膝下一寸，胻外廉陷者中，是为筋会。足少阳脉所入，为合。《针经》：刺入六分，留十呼，灸三壮。窦氏：针入二寸半，横透阴陵泉，得气即泻，宜久留针。

阳交二穴，一名别阳，一名足髎。阳维之郄。在足外踝上七寸，斜属三阳分肉间。《针经》：刺入六分，留七呼，灸七壮。窦氏：针入二寸半，透中都穴，灸二七壮。

外丘二穴，在外踝上七寸，与阳交平，差后一寸。足少阳郄。《针经》：刺入三分，灸三壮。

光明二穴，在足外踝上五寸陷中。足少阳络，别走厥阴者。《针经》：刺入六分，留七呼，灸五壮。窦氏：针入二寸半，透蠡沟穴，灸七壮。

阳辅二穴，一名分肉。火也。在足外踝上四寸，辅骨前，绝骨端，如前三分，去丘墟七寸。足少阳脉所行，为经。《针经》：刺入五分，留七呼，灸三壮。窦氏：针入二寸半。

悬钟二穴，一名绝骨。在足外踝上三寸，动脉是穴。足三阳络，按之阳明脉绝。《针经》：刺入六分，留七呼，灸五壮。窦氏：针入二寸半，灸三七壮。

丘墟二穴，在足外廉踝下，如前三分陷中，去临泣穴三寸。足少阳脉所过，为原。《针经》：刺入五分，留七呼，灸三壮，虚实皆拔之。

临泣二穴，木也。在足小指次指本节外侧后，筋骨缝陷者中，去侠溪穴一寸五分。足少阳脉之所注也，为俞。《针经》：刺入二分，留五呼，灸三壮。窦氏：针入五分，出血水，针随皮过一寸。临泣为八法之一，以其连带脉，行目锐，而会阳跷也。

地五会二穴，在足小指次指本节后陷中，去侠溪一寸。《针经》：刺入三分，禁不可灸，灸之令人瘦，不出三年死。

侠溪二穴，水也。在足小指次指二歧骨间，本节前陷中。足少阳脉之所溜也，为荥。《针经》：刺入三分，留三呼，灸三壮。

窍阴二穴，金也。在足小指次指端，去爪甲如韭叶。足少阳脉之所出也，为井。《针经》：刺入三分，留三呼，灸三壮。窦氏：针入一分，沿皮向后三分。

胆经穴法分寸歌

少阳瞳子髎目外，耳前陷中寻听会，
客主耳前开有空，悬颅曲角颞颥中，
悬厘脑空下廉揣，颔厌脑空上廉看，
曲鬓偃耳正尖上，率谷耳发寸半安，
本神差旁一寸半，入发际中四分是，

阳白眉上一寸取，记真瞳子晴明贯，
临泣有穴当两目，直入发际五分属，
目窗正营各一寸，承灵营后寸五录，
天冲耳上二寸居，浮白发际一分殊，
完骨耳后际四分，窍阴枕下动有空，
脑空正挟玉枕骨，风池脑后发际陷，
肩井柱骨旁有空，渊液腋下三寸中，
辄筋渊前平半寸，日月期门下五分，
京门胁脊监骨下，带脉季肋寸八分，
五枢带下三寸断，维道章下五寸三，
居髎章下八寸三，环跳髀枢宛宛中，
两手着腿风市攻，中渎膝上五寸逢，
阳关阳陵上三寸，阳陵膝侧一寸下，
阳交外踝斜七寸，外丘踝上七寸正，
光明外踝上五寸，阳辅踝上又四寸，
悬钟三寸动脉中，丘墟踝前陷中出，
临泣后侠溪寸半，五会小指次指本，
侠溪小指歧骨间，窍阴小指次指端。

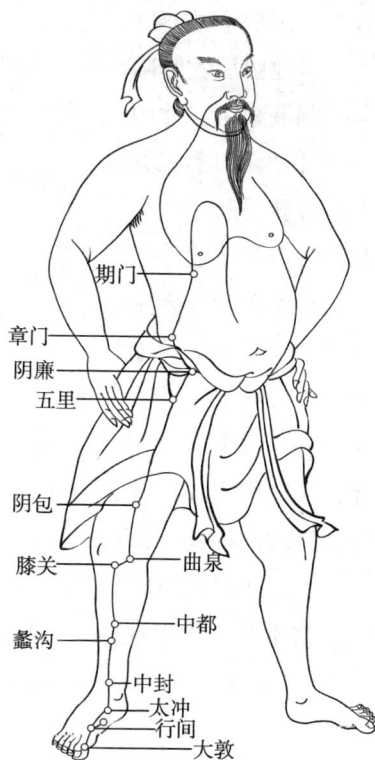

期门
章门
阴廉
五里
阴包
膝关　曲泉
蠡沟　中都
中封
太冲
行间
大敦

足厥阴肝经穴法图

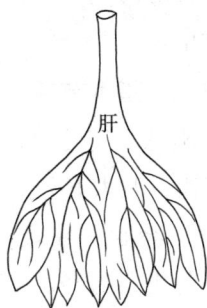

肝重四斤四两，左三叶，右四叶，凡七叶。主藏魂。

足厥阴肝经

肝足厥阴之脉，起于大指丛毛之上，循足跗上廉，去内踝一寸，上踝八寸，交出太阴之后，上腘内廉，循股阴入毛中，环阴器，抵少腹，挟胃，属肝，络胆，上贯膈，布胁肋，循喉咙之后，上入颃颡，连目系，上出额，与督脉会于巅。其支者，从目系下颊里，环唇内。其支者，复从肝别贯膈，上注肺。是动则病，腰痛不可以俯仰，丈夫㿗疝，妇人少腹肿，甚则嗌干，面尘脱色。是主肝所生病者，胸满呕逆，飧泄，狐疝，遗溺，闭癃。为此诸病，盛则泻之，虚则补之，热则疾之，寒则留之，陷下则灸之，不盛不虚，以经取之。盛者寸口大一倍于人迎，虚者寸口反小于人迎也。

足厥阴肝经所发一十三穴左右共二十六穴

大敦二穴，木也。在足大指端，直甲后，去爪甲如韭叶，及三毛中。足厥阴脉之所出也，为井。《针经》：刺入三分，留十呼，灸三壮。窦氏：针入一分，沿皮向后三分，灸三七壮。

行间二穴，火也。在足大指歧骨间，动脉陷中。足厥阴脉之所溜也，为荥。《针经》：刺入六分，留十呼，灸三壮。膝头足跌红肿，并宜出血，浮肿宜出水。

太冲二穴，土也。在足大指本节后内间二寸陷中，动脉应手，或曰一寸五分陷中。足厥阴脉之所注也，为俞。《针经》：刺入三分，留十呼，灸三壮。窦氏：刺入五分。

中封二穴，一名悬泉。金也。在足内踝前一寸，筋里陷中。仰足取之。足厥阴脉之所行也，为经。《针经》：刺入四分，留七呼，灸三壮。

蠡沟二穴，一名交仪。足厥阴络，别走少阳者。在足内踝上五寸。《针经》：刺入三分，留三呼，灸三壮。窦氏：针入二寸半，横透光明穴，灸二七壮。

中都二穴，足厥阴郄。在内踝上七寸胻中，与太阴相直。《针经》：刺入三分，留六呼，灸五壮。窦氏：针入二寸半，横透阳交穴。

膝关二穴，一名阴关。在膝盖骨下内侧陷中，与犊鼻平，相去二寸。《针经》：刺入四分，灸五壮。窦氏：横透阳关穴。

曲泉二穴，水也。在膝内辅骨下，大筋下，小筋上，陷者中，屈膝横纹尽处是穴。足厥阴脉之所入也，为合。《针经》：刺入六分，留十呼，灸三壮。窦氏：针入一寸半。

阴包二穴，在膝上四寸，股内廉两筋间。足厥阴别络，蜷足取之，膝内侧虚陷中是穴。《针经》：刺入六分，灸三壮。

五里二穴，在阴廉下一寸，去气冲三寸，去外廉二寸，阴股中动脉。《针经》：刺入六分，灸五壮。窦氏：针入二寸五分。

阴廉二穴，在羊矢下。羊矢者，肤中有核如羊矢也。去气冲二寸动脉中。《针经》：刺入八分，灸三壮。

章门二穴，脾之募也。一名长平，一名季胁，一名胁髎。在大横外直季胁端，肘尽处是穴，挟下脘两旁各九寸。侧卧屈上足，伸下足，举臂取之。足少阳、厥阴之会。《针经》：刺入八分，留六呼，灸三壮。《铜人》：累灸百壮。经曰：脏会章门，以其能统五脏之气故也。

期门二穴，肝之募也。在乳下第二肋端，挟不容穴旁一寸五分。足太阴、厥阴、阴维之会。举臂取之。《针经》：刺入四分，灸五壮。窦氏：针入二分，沿皮向外一寸半。

肝经穴法分寸歌

大敦拇指丛毛际，行间缝尖动脉处，
太冲本节后二寸，中封内踝前一寸，
蠡沟内踝上五寸，中都内踝上七寸，
膝关犊平二寸所，曲泉屈膝横纹尽，
阴包膝髌上四寸，在股内廉两筋间，
五里气冲下三寸，阴廉穴在横纹胯，
章门脐上二寸量，横在季胁看两旁，
期门不容旁寸半，上直两乳二肋详。

督脉图穴二十

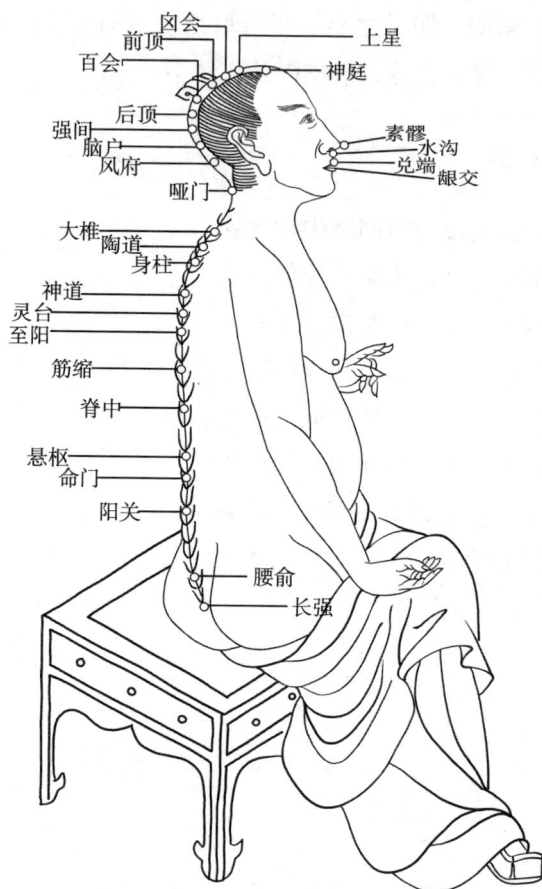

囟会
前顶
百会
后顶
上星
神庭
素髎
水沟
兑端
龈交
强间
脑户
风府
哑门
大椎
陶道
身柱
神道
灵台
至阳
筋缩
脊中
悬枢
命门
阳关
腰俞
长强

奇经督脉穴法图

督脉

督之为言，都也，行背部之中行，为诸阳之都纲，奇经八脉之一也。

督脉者，起于下极之俞，并于脊里，上至风府，入属于脑，上巅，循额，至鼻柱，经素髎，历水沟、兑端，至龈交而终焉。为阳脉之海也。是病，脊强而厥。

督脉所发二十七穴

长强一穴，一名气之阴郄，一名撅骨。伏而取之。督脉别走任脉者，在脊骶端。足少阴、少阳所会。《针经》：刺入三分，留七呼，灸三壮。刺之大痛无喜是穴。一方：灸三十壮，累灸至二百壮。

腰俞一穴，一名背解，一名髓空，一名腰柱，一名腰户。在二十一椎下间。患人昂首伏地，纵四体，乃取其穴。《针经》：刺入二分，留七呼，灸五壮。一方：刺八分，灸七七壮。

阳关一穴，在第十六椎下间。坐取之。《针经》：刺入五分，灸三壮。

命门一穴，一名属累。在第十四椎下间。伏而取之。《针经》：刺入五分，灸三壮。

悬枢一穴，在第十三椎下间。伏取之。《针经》：刺入三分，灸三壮。

脊中一穴，一名神宗，一名脊俞。在第十一椎下间。俯而取之。《针经》：刺入五分，禁不可灸，灸之令人伛偻。

筋缩一穴，在第九椎下间。俯而取之。《针经》：刺入五分，灸三壮。

至阳一穴，在第七椎下间。俯而取之。《针经》：刺入五分，灸三壮。

灵台一穴，在第六椎下间。禁不可灸。上古无主治。

神道一穴，在第五椎下间。俯而取之。《针经》：刺入五分，留五呼，灸三壮。一方：灸七壮，累至百壮。

身柱一穴，在第三椎下间。俯取之。《针经》：刺入五分，留五呼，灸三壮。一方：灸七七壮，止百壮。

陶道一穴，在第二椎下间。俯而取之。督脉、足太阳之会。《针经》：刺入五分，留五呼，灸五壮。

大椎一穴，一名百劳。在第一椎下陷者中。手足三阳、督脉之会。《针经》：刺入五分，灸九壮。窦氏：灸二七壮。

哑门一穴，一名舌横，一名舌厌。在风府后五分，入发际五分，项中央宛宛中。仰头取之。督脉、阳维之会，入系舌本。《针经》：刺入四分，不可更深，不可灸，灸之令人哑。

风府一穴，一名舌本。在项后，入发际一寸，大筋内宛宛中，去脑户一寸五分，疾言其肉立起，言休其肉立下。督脉、阳维之会。《针经》：刺入四分，留三呼，禁不可深，不可灸，逆之令人暗。

脑户一穴，一名匝风，一名合颅。在枕骨上，强间下一寸五分。督脉、足太阳之会。《针经》：刺入三分，禁不可深，深刺中脑立死，禁不可妄灸，妄灸令人哑。

强间一穴，一名大羽。在后顶后一寸五分。《针经》：刺入三分，灸五壮。

后顶一穴，一名交冲。在百会后一寸五分，枕骨上是穴。《针经》：刺入四分，灸五壮。

百会一穴，一名三阳五会，一名天满。在前顶后一寸五分顶中央，直两耳尖，陷可容指。北溪陈氏曰；略退纤子，犹天之极星居北。一方：以草前后齐发际量折当中是穴。手足三阳、督脉之会。《针经》：刺入三分，灸三壮。窦氏：针入二分，前病者沿皮向前一寸，后病者沿皮向后一寸，左右如法，灸七壮。

前顶一穴，在卤会后一寸五分，骨间陷中。《针经》：刺入四分，灸五壮。

卤会一穴，在上星后一寸骨间陷中。《针经》：刺入四分，灸五壮。小儿八岁以下，囟会未合，刺之恐伤其骨，令人夭。风热上攻，宜出血。

上星一穴，在颅上直鼻中央，入发际一寸，陷中可容豆。一方：以掌后横纹按于鼻尖，中指点到处是穴。《针经》：刺入三分，留六呼，灸三壮。

神庭一穴，入发际五分，直鼻。督脉、足太阳、阳明之会。《针经》：禁勿刺，令人癫疾，目失明，灸三壮。张子和曰：目痛，目肿，翳肿，针神庭、上星、囟会、前顶，翳者可使立退，肿者可使立消，此以邪气作实而弗禁针也。

素髎一穴，一名面王。在鼻端。《针经》：刺入三分，禁灸。

水沟一穴，一名人中。在鼻柱下三分，口含水，凸珠是穴。督脉、手足阳明之会。直唇取之。《针经》：刺入三分，留七呼，灸三壮。

兑端一穴，在唇上端。《针经》：刺入三分，留六呼，灸三壮。

龈交一穴，在唇内上齿龈缝中。督、任、足阳明之会。《针经》：刺入三分，灸三壮。

督脉经穴分寸歌 歌内增神聪四穴，亦太医所传，累用神良，今并存之。

龈交唇内龈缝间，兑端正在唇中央，
水沟鼻下沟内索，素髎宜向鼻端详，
头形北高南面下，先以前后发际量，
分为一尺有二寸，发上五分神庭当，
庭上五分上星位，囟会星上一寸强，

上至前顶一寸半，寸半百会居中央，

神聪百会四面取，各开一寸风痫主，

后顶强间脑户三，相去脑户一寸五，

后发五分定哑门，门上五分定风府，

上有大椎下尾骶，分为二十有一椎，

古来自有折量法，《针经》凛凛不可欺，

九寸八分分之七，每椎一寸四分一，

上之七节如是推，中之七节依法量，

一寸六分一厘强，每椎一寸二分六，

下之七节忒真详，共长三尺少四厘，

此是督脉脊中央，大椎第一节上是，

节下便为陶道知，身柱第三椎节下，

神道第五无足疑，灵台第六至阳七，

筋缩第九椎下司，脊中在脊十一椎，

悬枢命门十三四，阳关十六椎下看，

二十一椎腰俞参，其下长强伏①地取，

痔疾主之效不难。

---

① 伏：底本作"趺"，据文义改。

任脉图穴二十一

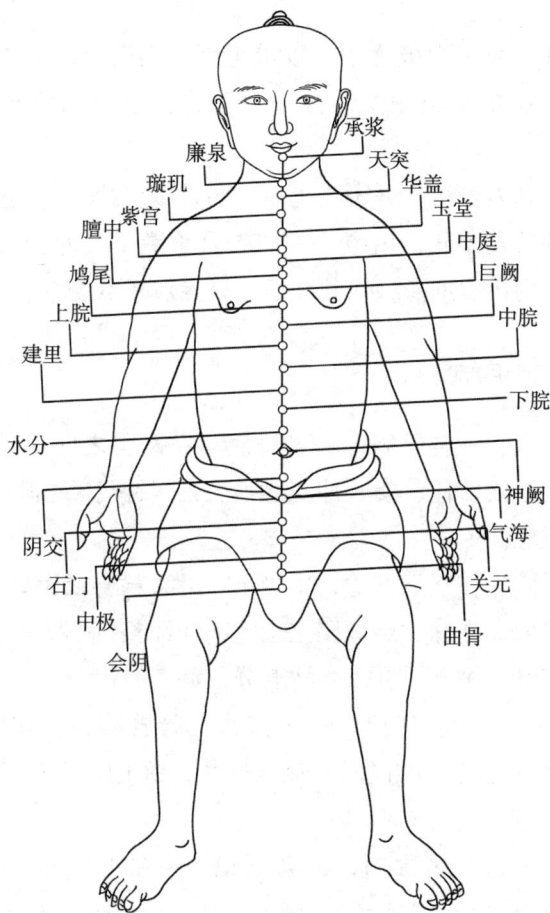

承浆
廉泉　　　　　天突
璇玑　　　　　华盖
紫宫　　　　　玉堂
膻中　　　　　中庭
鸠尾　　　　　巨阙
上脘　　　　　中脘
建里
　　　　　　　下脘
水分
　　　　　　　神阙
阴交　　　　　气海
石门　　　　　关元
中极　　　　　曲骨
会阴

奇经任脉穴法图[①]

---

① 奇经任脉穴法图：底本无这几个字，据本书体例补。

任脉

任之为言，妊也，行腹部中行，为夫人生养之本，奇经八脉之一也。

任脉者，起于中极之下，以上毛际，循腹里，上关元，至咽喉承浆，环唇上，至龈交，分系目系，会承泣而终焉。为阴脉之海。

是病，其内若结，男子为七疝，女子为瘕聚。气盛则充肤热肉，血盛则溢灌皮肤，生毫毛，妇人月事数下。冲任有亏，脉不荣于口唇，内宦以刑身，伤其冲任，故髭须并不生焉。

任脉所发二十四穴

会阴一穴，一名屏翳，一名海底。在两阴之间。男人取阴囊后尽处中缝是穴。任、督、冲三脉所会。《针经》：刺入二寸，留三呼，灸三壮。

曲骨一穴，在脐下五寸，中极下一寸，横骨之上，毛际之中，动脉应手是穴。任脉、足厥阴之会。《针经》：刺入一寸五分，留七呼，灸三壮。窦氏：针入一寸五分，灸三七壮。

中极一穴，一名气原，一名玉泉。膀胱募也。在脐下四寸。足三阴、任脉之会。《针经》：刺入二寸，留七呼，灸三壮。一方：灸五十壮，宜三灸之。

关元一穴，一名次门，一名下纪。在脐下三寸，小肠募也。足三阴、任脉之会。《针经》：刺入二寸，留七呼，灸三壮。一方：灸五十壮，累百壮。

石门一穴，一名利机，一名精露，一名丹田，一名命门。在脐下二寸，三焦募也。《针经》：刺入五分，留十呼，灸三壮。一方：灸五十壮，女子禁不可刺灸，令人绝子。

气海一穴，一名脖胦，一名下肓。在脐下一寸五分。《针经》：刺入一寸三分，灸五壮。一方：灸五十壮，止百壮。是穴为生气之原，诸虚不足，并宜取之。

阴交一穴，一名横户①，一名少关。在脐下一寸，当膀胱上口。足三阴、冲、任之会。《针经》：刺入八分，灸五壮。窦氏：针入二寸五分，灸五十壮。

神阙一穴，一名气舍，一名维会。在脐中。禁不可刺，刺之令人恶疡，遗矢者死不治，灸一百壮。徐平仲中风不苏，桃源簿为灸脐中百壮，始苏。

水分一穴，在下脘下一寸，脐上一寸。《针经》：刺入一寸，灸五壮。窦氏：针入二寸，灸七七壮，止百壮。一方：水胀病灸百壮大良，禁针，针之水出尽死矣。

下脘一穴，在建里下一寸，脐上二寸。足太阴、任脉之会。《针经》：刺入一寸，灸五壮。窦氏：针入二寸五分，灸五十壮。

建里一穴，在中脘下一寸，脐上三寸。《针经》：刺入五分，灸五壮。窦氏：针入二寸五分，灸五十壮。

中脘一穴，一名太仓，一名上纪。胃之募也。居膻中与脐之中，在上脘下一寸，脐上四寸。手太阳、少阳、足阳明、任脉之会。又曰：腑会中脘。《针经》：刺入八分，灸七壮。窦氏：针入二寸五分，灸三七壮，止百壮。

上脘一穴，在巨阙下一寸五分，去蔽骨三寸，脐上五寸。手足阳明、任脉之会。《针经》：刺入八分，灸五壮。窦氏：针入二寸五分，灸五十壮。

巨阙一穴，心之募也。在鸠尾下一寸。《针经》：刺入六分，留七呼，灸五壮。窦氏：针入二寸五分，针头向下施。

————————————————

① 横户：底本作"横尸"，据《针灸甲乙经》改。

鸠尾一穴，一名尾翳，一名髑骬。在臆前蔽骨下五分。任脉之别，膏肓之原也。《针经》：禁刺灸。一方：刺三分，灸三壮。窦氏：针入一寸五分，针头向下施，禁不宜直入。入无蔽骨者，从歧骨际下行一寸是穴，非高手不能下。

中庭一穴，在膻中穴下一寸六分陷中。仰以取之。《针经》：刺入三分，灸五壮。

膻中一穴，在玉堂下一寸六分陷中，居两乳间。是为气之所会。仰卧取之。《针经》：刺入三分，灸五壮。

玉堂一穴，一名玉英。在紫宫下一寸六分陷中。仰头取之。《针经》：刺入三分，灸三壮。

紫宫一穴，在华盖下一寸六分陷中。仰头取之。《针经》：刺入三分，灸五壮。

华盖一穴，在璇玑下一寸陷中。仰头取之。《针经》：刺入三分，灸五壮。

璇玑一穴，在天突下一寸陷中。仰头取之。《针经》：刺入三分，灸五壮。

天突一穴，一名玉户。在颈结喉下三寸中央宛宛中。阴维、任脉之会。仰头取之。《针经》：刺入一寸，留七呼，灸三壮。针头宜向下施，所谓直下是也。

廉泉一穴，一名本池。在颔下，结喉上，舌本下。阴维、任脉之会。《针经》：刺入三分，留三呼，灸三壮。一方：刺入一寸，低针取之。

承浆一穴，一名悬浆。在颐前唇下三分陷中。足阳明、任脉之会。合口取之。《针经》：刺入三分，留六呼，灸三壮。

《灵枢·本输》篇云：任脉，一次，足阳明人迎；二次，手阳明扶突；三次，手太阳天窗；四次，足少阳天容；五次，手少阳天牖；六次，足太阳天柱；七次，于督脉之风府。故七穴皆主暴喑喉痹，咽中诸疾。

任脉穴法分寸歌

会阴正在两阴间，曲骨脐下毛际安，
中极脐下四寸取，三寸关元二石门，
气海脐下一寸半，阴交脐下一寸论，
分明脐内号神阙，水分一寸脐上列，
下脘建里中上脘，各穴一寸为君谈，
巨阙上脘一寸半，鸠尾蔽骨五分安，
中庭膻中寸六分，膻中两乳中间看，
玉堂紫宫至华盖，相去各寸六分算，
华盖玑下一寸量，璇玑突下一寸当，
天突结下宛宛中，廉泉颔下骨尖强，
承浆地阁唇棱下，任脉二十四穴详。

冲脉 二十二

冲脉者，与任脉起于胞中，上循脊里，为经络之海。其浮于外者，循腹上行，会于咽喉，别而络唇口。经又曰：冲脉者，起于会阴，并足少阴之经，挟脐上行，至胸中而散。其为病也，令人气逆而里急。

《针经》冲脉所发一十二穴 左右①共二十四穴②

会阴 冲脉之会、横骨、大赫、气穴、四满、中注、肓俞、商曲、

---

① 左右：底本后有"中"，依上下文体例及文义删。
② 二十四穴：实为"二十三穴"，为十一个双穴，会阴一个单穴。

食关、阴都、通谷、幽门上十一穴皆冲脉、足少阴之会。

冲脉经穴歌

冲脉所发十二穴，会阴横骨大赫列，

气穴四满中注存，肓俞商曲食关接，

阴都通谷及幽门，悉是少阴经里穴。

带脉二十三

带脉者，起于季胁，回身一周。其为病也，腰腹纵，溶溶如囊水之状，若坐水中。

《针经》 带脉所发二穴

带脉穴、维道二穴与足少阳会。

带脉穴歌

此脉环腰束一周，几希犀玉束入①流，

穴惟带脉与维道，足少阳经图所收。

阳跷脉二十四

阳跷者，起于跟中，循外踝上行，入风池。其为病也，阴缓而阳急。以邪气在阳经，故阳脉紧急；阴不受邪，其脉自舒缓也。阳跷脉本太阳之别，合于太阳，其气上行，气并相还，则为濡目，

---

① 入：底本作"人"，据文义改。

气不营则目不合。

《针经》 阳跷脉所发一十穴左右共二十六

仆参阳跷之本、申脉阳跷所生也、附阳阳跷之郄、居髎足少阳、阳跷会、肩髃手阳明、跷脉会、巨骨手阳明、跷脉会、臑俞手太阳、阳跷会、地仓手足阳明、阳跷会、巨髎足阳明、跷脉会、承泣足阳明、任脉、阳跷会。

阳跷穴歌

阳跷十穴本仆参，申脉附阳居髎安，
肩髃巨骨臑俞并，地仓巨髎承泣完。

阴跷脉二十五

阴跷脉者，亦起于跟中，循内踝，上行至喉咙，交贯冲脉。为病阳缓而阴急。阴跷脉者，足少阴之别，别于然谷之后，上内踝之上，直上循阴股，入阴，上循胸里，入缺盆，上出人迎之前，入鼻，属目内眦，合于太阳。女子以为经，男子以为络。

《针经》 阴跷脉所发二穴左右共四穴

照海阴跷所生、交信阴跷之郄。

阴跷穴歌

阴跷脉起足跟中，循内踝上至喉咙，
穴惟照海与交信，少阴所发是其踪。

阳维脉二十六

阳维者，起于诸阳之会，维络诸阳，溢蓄环流，溉灌诸经者也。阳维不能维诸阳，则溶溶不能自收持，其为病也苦寒热。

《针经》 阳维脉所发一十三穴左右共二十四穴

金门阳维所别属、阳交阳维郄、臑俞手太阳、维、跷会、天髎手少阳、阳维会、肩井足少阳、阳维会、阳白足少阳、阳维会、本神足少阳、阳维会、临泣足少阳、阳维会、正营足少阳、脑空足少阳、风池足少阳、风府督脉、哑门督脉。

阳维穴歌

阳维经穴一十三，金门阳交臑俞安，

天髎肩井与阳白，本神临泣正营迨，

脑空风池风府同，更有哑门在其中。

阴维脉二十七

阴维者，起于诸阴之交，维络诸阴，流环溉灌者也。阴维不能维诸阴，则怅然失志，其为病也，苦心痛。

《针经》 阴维脉所发七穴左右共十二穴

筑宾阴维郄、腹哀足太阴、大横足太阴、府舍足太阴、厥阴、期门足太阴、厥阴、天突任脉、廉泉任脉。

阴维穴歌

阴维七穴有筑宾，腹哀大横府舍承，

期门天突廉泉序，载在《针经》予所闻。

附：《针经》不载诸家奇穴二十八①

十宣十穴，在手十指端上是穴。宜三棱针出血。禁灸。治伤寒不识尊卑，发痧等证。

手鬼眼二穴，在手大拇指端外侧，去爪甲韭许，用线缚定，两大指缝内是穴。灸七壮。禁针。治五痫呆痴，伤寒发狂等证。

五虎四穴，在手第二指与第四指上，四穴俱是指背第二节尖上是穴。灸七壮。禁针。治手拘挛不开。

龙困二穴，又名龙玄。在手侧腕上，交叉紫脉上是穴。灸七壮。治牙齿疼痛，泻。

小骨空二穴，在手小指第二节纹尖。灸七壮。禁针。治目羞明，怕风日，烂眼，迎风冷泪。

大骨空二穴，在手大指拇本节侧横纹尖。灸七壮。禁针。治目痛，失明，怕日，风沿烂眼，迎风下泪。

中魁二穴，在手中指第一节尖。灸七壮。禁针。治反胃吐食，眼疾，心疼痛。

中都二穴，在手次指本节陷中。针入一分，沿皮透阳池穴。治手背红肿痛，泻。宜三棱针出血。

上都二穴，在手小指次指歧骨间。针入一分，沿皮透阳池穴。治手臂红肿生疮。

---

① 二十八：底本无，据底本《神照集》目录补。

二白四穴，在手腕上四寸，一穴在大筋内，一穴在大筋外。针入五分，灸七壮。一法：用线量转胫①间，除下，将患人虎口量起，到线头尽处是穴。治五肿痔漏，便血。

膝眼四穴，在膝盖骨下，犊鼻穴内外陷中。针入五分，灸七壮。治膝红肿疼痛，鹤膝风。

肘尖二穴，在手肘大骨尖上是穴。灸七壮。禁针。治眼目疼痛，翳膜冷泪，风沿眼烂。与肩髃并灸，治瘰疬。

金津一穴，在舌底，在左紫脉上是穴。禁灸，宜用三棱针出血。治小儿重舌，大人乳蛾等症，出血妙。

玉液一穴，在口舌底，右紫脉上是穴。禁灸。宜用三棱针出血。治五痔，重舌，乳蛾等症。

海泉一穴，在口舌底根，当中紫脉上是穴。宜三棱针出血。禁灸。治舌上诸病，针不宜深。

内迎香二穴，在鼻孔内。用箬叶做一箬管，搐动出血，治眼红肿。一法：在鼻柱两旁珠上陷中是穴。针入二分，治鼻中息肉，不闻香臭。

瘿俞一穴，在廉泉穴下，近结喉骨上是穴。针入三分，灸七壮。治瘿等症。

鱼腰二穴，一名吊睛。在两眉中间。针入一分，沿皮向外透鱼尾穴。禁灸。治眼红肿疼痛，泻之良。

子宫二穴，在脐下四寸，中极穴两旁各开三寸是穴。针入二寸五分，灸三七壮。治血崩漏下及男子妇人无子。

关元二穴，在曲骨穴微上，两旁各开三寸是穴。针入三寸，灸五十壮。治乳疬疝气，肚腹膨胀，偏坠水肾，遗尿，先补后泻。

腋缝二穴，在肩柱骨前缝尖是穴。针入五分，灸七壮。治肩

---

① 胫：据文义，疑为"颈"。

胛疼痛。

阑门二穴，在曲骨穴两旁，各开二寸。针入一寸五分，灸三七壮。治膀胱七疝之气。

髋骨四穴，在膝上梁丘穴两旁，各开五分。针入五分，灸二七壮。治腰腿脚膝无力麻木，补多泻少；膝盖红肿，泻之。又法：在梁丘穴两旁一寸。

独阴二穴，在足第二指节下横纹缝中。灸二七壮。禁针。治难产，胎衣不下，偏坠水肾。

鬼哭四穴，在手足大指端，去爪甲外侧，用绳缚定，取两指缝内是穴。灸七壮。禁针。治伤寒发狂，癇疾呆痴。

太阳二穴，在头额角发际下紫脉上。用三棱针出血。治目疼。

脑堂一穴，在头后风府穴上一寸五分，玉枕骨下陷中。针入二分，灸三七壮。治脑顶头晕痛。

胛缝二穴，在肩背胛缝尖尽处。直针入三分，灸三七壮。治肩背膊臂痛，泻；手足无力，补。

鼻柱一穴，在鼻柱尖上。专治鼻上酒醉风。宜三棱针出血。

耳尖二穴，在耳尖上，卷耳取尖上是穴。治眼生翳膜，用小艾炷灸五壮。

聚泉一穴，在舌上，当舌中，吐出舌直缝陷中。用三棱针出血。治喘咳久嗽不愈，舌苔舌强。

肩柱骨尖二穴，在肩端起骨尖上。灸五壮。治瘰疬，手不能举动。

内踝尖二穴，在足内踝骨尖上。灸五壮。治下牙痛，足内廉转筋。

外踝尖二穴，在足外踝骨尖上。灸七壮。治足外廉转筋，脚气寒热。宜三棱针出血。

囊底一穴，在阴囊十字纹中。用艾如小豆大，灸七壮。治肾脏风疮，小肠疝气家一切症候。

印堂一穴，在两眉陷中。针入一分，灸五壮。治小儿惊风。

八邪八穴，在左右手十指歧骨间缝中。其一：大都二穴，在手大指次指虎口，赤白肉际间，握拳取之。针入一分，灸七壮。治头风牙痛。其二：上都二穴，在手食指中指本节歧骨间缝中，握拳取之。针入一分，灸五壮。治手臂红肿。其三：中都二穴，在手中指、无名指本节歧骨间缝中，一名液门。针入一分，灸五壮。治手臂红肿。其四：下都二穴，在手无名指、小指本节歧骨间缝中，一名中渚穴，中渚在液门下五分。针入一分，灸五壮。治手背红肿。窦氏：针八邪穴，针入一分，更沿皮向后一寸五分，宜出血。治手膊红肿，手上诸疾。

八风八穴，在足十指陷中。窦氏：针直入五分，宜出血。治红肿脚气。

天应穴，即《千金方》"阿是穴"，《玉龙歌》谓之"不定穴"。但痛处，就于左右穴道上，卧针透痛处泻之，经所谓"以痛为腧"是也。若青肿酸疼、麻木不仁、寒痛等症，补，灸五七壮；红肿毒痛，宜三棱针出血。

睛中穴主治内障二十九

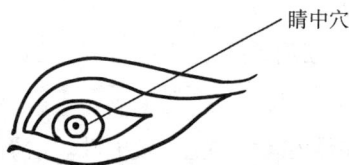

睛中穴

龙木居士金针拨转瞳人妙诀

睛中二穴，在眼青白珠缝中。法：以暑月，先用布搭目外，以冷水淋一刻，方将三棱针于目外角离黑珠一分许，刺入半分取出。然后用金针针入数分深，自上层转拨向瞳人，轻轻而下，斜插定目角，即能见物。一饭顷出针，轻扶偃卧，仍用青布搭目外。再以冷水淋三日夜止。初针，盘膝正坐，将箸一把，两手握于胸前，宁心正视，其穴易得。治一切内障，年久不能视物，顷刻光明，神秘穴也。

针内障秘诀歌

内障由来十八般，精医明哲用心看，
分明一一知形色，知得行针自入玄，
察他冷热虚和实，多惊先服定心丸，
弱翳细针粗拨老，针形不可一般般，
病虚新瘥怀妊月，针后应知将息难，
不风不雨兼吉日，清斋三日在针前，
安心定坐存真气，医师全要静心田，
有血莫惊须住手，裹封如旧勿频看，
若然头痛不能忍，热茶和服草乌烟，
七日解封方视物，花生水动莫开言，
还睛圆散坚心服，百日冰轮澈九渊。

针内障要歌

内障金针针了时，医师治法要精微，
绵包黑豆如球子，眼上安排慢熨之，
头边镇枕须平稳，仰卧三朝莫厌迟，
封后或然微有痛，脑风牵动莫狐疑，
或针或烙依前法，痛极仍将火熨宜，
盐白梅含止咽吐，大小便起与扶持，

高声叫唤私人欲，惊动睛轮见雪飞，
三七不须汤洗面，针痕湿着痛微微，
五辛酒面周年慎，出户升堂缓步移，
双眸了了光明日，狂吝嗔予泄圣机。

《针方》神照集终

卷之二 开蒙集

叙曰：针方神矣。失其传者，未得其旨也。余讨论针方，研穷今古，读《标幽》而后神识通贯，遂揭八法五门，并训如下，署曰《开蒙集》。

窦太师①标幽赋吴注②

宋北朝，窦杰，字汉卿，今广平府肥乡县人，为金太师，谥文贞，善针，尝作此赋。予嘉之，注为庭训。标，榜也，犹表章也。针之为道，玄微渊奥，故曰幽。

拯救之法，妙用者针。

上古神良之医，针为先务。末世失其传，故莫知其妙。窦氏妙之，其所得者深矣。

察岁时于天道。

岁有五运六气，时有主客加临，皆当察之，以审病原。

定形气于予心。

形有厚薄肥瘦坚脆，气有长短怯壮虚实，皆当定之于心，以施针治。

春夏瘦而刺浅，秋冬肥而刺深。

春夏气浮于表，故云瘦；秋冬气沉于里，故云肥。

---

① 窦太师：底本无，据目录补。
② 吴注：底本无，据目录补。

不穷经络阴阳，多逢刺禁。

知病在经在络，为阴为阳，则万举万当。不明经络阴阳，妄施针治，则虚实失宜，刺家所禁。

既论脏腑虚实，须向经寻。

知脏腑何者为虚，何者为实，各有所主经穴，宜寻其邪由，而施针治。

原夫起自中焦，水初下漏，太阴为始，至厥阴而方终。穴出云门，抵期门而最后。

此略言经穴起止。

正经十二，别络走三百余支；正侧偃伏，气穴①有六百余候。

此略言经穴之数。

手足三阳，手走头而头走足；手足三阴，足走腹而胸走手。

手之三阳，从手走至头；足之三阳，从头走至足；手之三阴，从脏走至手；足之三阴，从足走入腹。

要识迎随，须明逆顺。

手足三阴三阳，经络传注，周流不息，逆顺不同，针法有迎随补泻，要识针法迎随，须明经脉逆顺。

况夫阴阳气血，多少为最。厥阴太阳，少气多血；太阴少阴，少血多气；而又气多血少者，少阳之分；气盛血多者，阳明之位。

多者易实，宜泻其多；少者易虚，宜补其少。

先详多少之宜，次察应至之气。轻滑慢而未来，沉涩紧而已至。即至也，量寒热而留疾；未至也，据虚实而补引②。气之至者，若鱼吞钩饵之沉浮；气未至者，似闲处幽堂之深邃。气至速而效速，气至迟而不治。

留者，久留其针于孔穴；疾者，疾出其针也。

---

① 气穴：《针经指南》《玉龙经》作"气血"。

② 补引：《玉龙经》作"候气"。

观夫九针之法，毫针最微，七星上应，众穴主持。本形金也，有蠲邪扶正之道；短长水也，有决凝开滞之机。定刺象木，或斜或正；口藏比火，进阳补赢。循扪可塞以象土，实应五行而可知。

九针：镵针、圆针、锃针、锋针、铍针、圆利针、毫针、长针、大针也。毫针第七，取数于星，故云应七星。

然是一寸六分，包含妙理。

一寸六分，毫针之度也，上应七星，备五行之象，是包含妙理。

虽细拟于毫发，用①贯多歧。

毫针为质甚微，如下文平五脏、调六腑、遣八邪、开四关，所贯何多歧。

可平五脏之寒热，能调六腑之虚实。

补之，则寒者温；泻之，则热者凉。气至，则虚者实；气散，则实者虚。

拘挛闭塞，遣八邪而去矣。

手足拘挛，经隧闭塞，八风之邪所为也。宜用针汗之，遣去八风之邪。

寒热痹痛，开四关而已之。

四关，乃十二经别走之络，为阴阳表里交通隘塞之地，在于四末，如往来之关隘，故曰四关。言为寒为热，为痹为痛，皆四关闭塞所致。宜开通四关而已之。

凡刺者，使本神朝而后入。既刺也，使本神定而气随。神不朝而勿刺，神已定而可施。

本神，主宰本经元神也。前云气至，此云神朝，旨哉言矣。《难经》所谓"知为针者信其左"，乃本神朝穴也。自非神良，恶

---

① 用：《玉龙经》《针经指南》作"同"。

能道此。

定脚处，取气血为主意。

立定主意，气病调气，血病取血。调气用迎随补泻，取血则出凝结之血而已。盖甚血不去，留之于经，则成病痹故也。

下手处，认水土作根基。

水谓肾，土谓脾。肾水不亏者，如树之有根；脾土不败者，如室之有基。虽枝叶披离，垣墙颓败，犹能建立。假令肾亏脾败，是无根基，不足以施针治也。

天地人三才也，涌泉同璇玑、百会。

涌泉二穴，在足心，屈足蜷指缝中，与大指本节平等是穴。主持三焦诸疾。《史记》：济北王阿母患热厥，足下热，仓公刺足下立愈。盖此穴也。璇玑一穴，在天突下一寸陷中，主胸膺诸疾。百会一穴，一名三阳五会，在顶中央，用草齐前后发际，量折当中是穴，手足三阳、督脉之会，主诸阳百病。《史记》：虢太子尸厥，扁鹊取三阳五会，有间，太子苏。盖此穴也。言此三穴，名曰三才，主上、中、下周身之疾。

上、中、下三部也，大包与天枢、地机。

大包二穴，直腋下六寸，为脾大络，布胸胁，出九肋及季胁端，别络诸阴，总统阴阳，由脾灌五脏。天枢二穴，挟脐两旁各二寸，胃脉所发，大肠募也。地机二穴，足太阴郄穴在膝下五寸。言此三穴，皆脾胃所发，主中宫气血、脾胃诸疾。

阳跷、阳维并督脉，主肩背腰腿在表之病；阴跷、阴维、任、冲、带，去心腹胁肋在里之疑。

此论八法孔穴分主表里也。阳跷谓申脉，阳维谓外关，督脉谓后溪，阴跷谓照海，阴维谓内关，任谓列缺，冲谓公孙，带谓临泣，此八法孔穴也，为针家一大法门，详在八法注中细论之。阳跷、督脉主表，阴晓、阴维、任、冲主里，阳维、带脉主半表半里者也。

二陵、二跷、二交，以续而交五大。

二陵，谓阴陵泉、阳陵泉。二跷，谓阴跷、阳跷。二交，谓三阳交、三阴交。取此六穴者，以之相续于足，而交乎五体也。

两间、两商、两井，相依而列两支。

两间，谓二间、三间。两商，谓少商、商阳。两井，谓天井、肩井。取此六穴者，以之相依而列于两手也。

足见取穴之法，必有分寸，先审其意，次观肉分。或屈伸而得之，或平直而安定。在阳部筋骨之侧，陷下为真；在阴分郄腘之间，动脉相应。取五穴用一穴而必端，取三经用一经而可正。头部与肩部详分，督脉与任脉异定。

取穴之理，大率详此。

明标与本，论刺深刺浅之宜①。

病有标有本，必明何者为标，何者为本。急则治其标，缓则治其本。又诸经气血，为病不同，四时肥瘠，浅深亦异。病在气分及形瘠者，宜刺浅；病在阴分及形肥者，宜刺深。

住痛移疼，取相交相贯之径。

经脉直行者，有左右相交；络脉别走者，为表里相贯。针家住痛移疼，取此交贯孔穴而已。径路之小而捷者，指络脉而言。

岂不闻脏腑病，而求门海俞募之微。

门，谓五门，十二经之井、荥、俞、经、合也。谓之门者，以本经之气由之出入也。海，谓四海，髓海、气海、血海、水谷之海也。谓之海者，以其涵蓄者大也。胃为水谷之海，其输上在气街，下在三里。冲脉为十二经之海，其输上在大杼，下出于巨虚之上下廉。膻中为气之海，其输上在于柱骨之上下，前在于人

---

① 宜：《针经指南》作"经"。

迎。脑为髓之海，其输上在于其盖，下在风府。俞，谓肺俞、包络俞、心俞、肝俞、胆俞、脾俞、胃俞、三焦俞、肾俞、大肠俞、小肠俞、膀胱俞。谓之俞者，脏腑之气于此转输也。募，谓肺募中府、心募巨阙、肝募期门、脾募章门、肾募京门、胃募中脘、胆募日月、大肠募天枢、小肠募关元、三焦募石门、膀胱募中极。谓之募者，脏腑之气于此召募也。以上门海俞募之微，凡脏腑病者宜求之。

经络滞，而求原别交会之道。

原，谓十二经之原，三焦之气所游行者也。肺之原太渊、包络之原大陵、肝之原太冲、脾之原太白、肾之原太溪、心之原兑骨即神门也、胆之原丘墟、胃之原冲阳、三焦之原阳池、膀胱之原京骨、大肠之原合谷、小肠之原腕骨。五脏无原，以俞为原也。别，谓十二经别走之络，为阴阳表里往来之关也。手太阴别走阳明者为列缺，手阳明别走太阴者为偏历，手少阴别走太阳者为通里，手太阳别走少阴者为支正，手厥阴别走少阳者为内关，手少阳别走厥阴者为外关，足太阳别走少阴者为飞扬，足少阴别走太阳者为大钟，足阳明别走太阴者为丰隆，足太阴别走阳明者为公孙、又为漏谷，足少阳别走厥阴者为光明，足厥阴别走少阳者为蠡沟。交，谓两脉交贯也，左右相交，如人中、承浆；前后相交，如阳交、阴交是也。会者，谓二经、三经、四经、五经共会于一穴也，今详考之：

在头部者，神庭为督脉，足太阳、少阳之会，禁不可刺。本神为足少阳、阳维之会。头维亦足少阳、阳维之会，禁不可灸。百会为督脉、足太阳所会。风府为督脉、阳维之会。临泣为足太阳、少阳、阳维之会。目窗、正营、承灵①、脑空皆足少阳、阳维

---

① 承灵：底本作"承临"，据现代通用穴位名改。

之会。率谷、曲鬓、浮白、窍阴、完骨皆足太阳、少阳之会。风池为足少阳、阳维之会。

在面部者，会厌为手少阳、足阳明之会。悬厘为手足少阳、阳明之会。阳白为足少阳、阳维之会。睛明为手足太阳、足阳明之会。瞳子髎为手太阳、手足少阳之会。承泣为阳跷、任脉、足阳明之会。颧髎为手少阳、太阳之会。迎香为手足阳明之会。巨髎为阳跷、足阳明之会。水沟为督脉、手足阳明之会。地仓为阳跷、手足阳明之会。承浆为足阳明、任脉之会。

在耳部前后者，上关为手少阳、足阳明之会。下关为足阳明、少阳之会。禾髎、听宫为手足少阳、手太阳之会。角孙为手足少阳、手阳明之会。翳风为手足少阳之会。

在颈部者，廉泉为阴维、任脉之会。

在肩部者，肩井为足少阳、阳维之会。巨骨为手阳明、阳跷之会。天髎为手少阳、阳维之会。肩髃为手阳明、阳跷之会。臑俞为手太阳、阳维、阳跷之会。秉风为手阳明、太阳、手足少阳之会。

在胸部者，天突为阴维、任脉之会。

在腋胁者，天池为手厥阴、足少阳之会。

在腹部者，上脘为任脉、足阳明、手太阳之会。中脘为手太阳、少阳、足阳明、任脉之会。下脘为足太阴、任脉之会。阴交为任脉、冲脉之会。关元、中极为足三阴、任脉之会。曲骨为足厥阴、任脉之会。会阴为任脉别络，督脉、冲脉之会。幽门、通谷、阴都、食关、商曲、肓俞、中注、四满、气穴、大赫、横骨，皆冲脉、足少阴之会。期门为太阴、厥阴、阴维之会。日月为足太阴、少阳之会。腹哀、大横皆为足太阴、阴维之会。府舍为足太阴、阴维、厥阴之会。冲门为足太阴、厥阴之会。章门为足厥阴、少阳之会。维道为足少阳、带脉之会。居髎为阳跷、足少阳之会。

在背部者，大椎为足太阳、督脉之会。大杼为手足太阳之会。风门为督脉、足太阳之会。附分为手足太阳之会。

在手部者，手三阴，独鱼际为诸阴络之会；手三阳，独臂臑为手阳明络之会。

在足部者，三阴交为足太阴、少阴、厥阴之会。巨虚上廉为足阳明与大肠合，巨虚下廉为足阳明与小肠合，悬钟为足三阳络。

以上诸经原、别、交、会之道，凡经络壅滞不得流通者，皆当求也。

更穷四根、三结，依标本而刺无不痊。

诸经根于四末，谓之四根；结于面部、胸部、腹部，谓之三结。先病者为本，后病者为标。既穷根结标本，则病邪之巢穴蹊径，皆在目矣，治之有不痊者乎。

但用八法、五门，分主客而针无不效。

八法：公孙、内关、临泣、外关、后溪、申脉、列缺、照海，八穴之法。五门：井、荥、俞、经、合，五者为经气所出入，若门户焉，故曰五门。主客无定位，但当经孔穴谓之主，配合兼施孔穴谓之客。八法故有主客，五门有母子先后，亦主客也。例之汤液，类有君、臣、佐、使之制乎。尝见一注云：八法者，循而扣之，切而散之，推而按之，弹而怒之，抓而下之，通而取之，动而伸之，推而纳之，谓之八法。然此八句虽是经言，乃术之粗者。窦公所指八法，开针家一大法门，能统摄诸病，简易精绝，岂若是之粗陋哉。噫！道之不明也久矣。

八脉始终连八会，本是纪纲。

此复言八法八穴通于奇经八脉，与之始终，是为八会，本是针家纪纲，诸经变病，不能出其范围也。尝见一注云：八会者，血会膈俞，气会膻中，脉会太渊，筋会阳陵泉，骨会大杼，髓会绝骨，脏会章门，腑会中脘，谓之八会。言似是而实非，有何始终连属？悖甚悖甚！

十二经络十二原，是为枢要。

言取十二经别走之络及十二经真气游行之原，是为枢机要法，守约施博之道也。

一日取六十六穴之法，方见幽微。

此子午流注孔穴法也。六阳经皆有井、荥、俞、原、经、合，六六合三十六穴；六阴经无原，以俞代之，五六合三十穴，共成六十六穴。法以十干分主其日：甲日胆、乙日肝、丙日小肠、丁日心、戊日胃、己日脾、庚日大肠、辛日肺、壬日膀胱、癸日肾、三焦寄壬、包络寄癸。阳日阳病取阳经，阴日阴病取阴经，各以所旺日时，取穴开针，次第相生，周而后已，方外谓之"周天针法"，盖以百刻而后已也。其理玄奥，故曰幽微。

一时取十二经之原，始知要妙。

原者，三焦之气所游行者也。用针者，以候气为要妙。候气之法，子时在手少阴，原曰神门；丑时在手太阴，原曰太渊；寅时在手少阳，原曰阳池；卯时在手阳明，原曰合谷；辰时在手太阳，原曰腕骨；巳时在手厥阴，原曰大陵；午时在足少阴，原曰太溪；未时在足太阴，原曰太白；申时在足少阳，原曰丘墟；酉时在足阳明，原曰冲阳；戌时在足太阳，原曰京骨；亥时在足厥阴，原曰太冲。气穴广矣，独以此为生气之原，按时取刺，知要妙乃尔。

原夫补泻之法，非呼吸而在手指。

呼吸之法，古人补泻恒用之。补者呼尽纳针，候吸引针；泻者吸尽纳针，候呼引针，此呼吸道也。然所以为补泻者，不在呼吸之间，而在乎手指动、退、推、纳也。

速效之功，要交正而识本经。

交正者，十二经别走交会正经之蹊径，络脉是也。本经，受邪之经，针家求此而刺之，功效速矣。

交经缪刺，左有病而右畔取。

交经者，刺法与经脉左右相交也。经云：身有痛处而经不病者，行缪刺法。左病刺右，右病刺左，胸腹病刺四肢，缪其处也。所以然者，络病而经不病故也。

泻络远针，头有病而脚上针。

凡缪刺之法，皆是泻络。泻络者远病而针，如头有病而脚上针，乃其道也。

巨刺与缪刺各异。

巨刺，刺大经也。痛在于左而右脉病者，则巨刺之。邪客于经，左盛则右病，右盛则左病。亦有移易，左痛未已而右脉先病，如此者必巨刺之，必中其经，非络脉也。缪刺解见上文。

微针与分刺①相通。

微针者，刺微邪之针方，不伤大经者也。经曰：刺微奈何？曰：按摩勿释，着针勿斥，移气于不足，神气乃得复。又曰：我将深之，适人必革，精气自伏。皆刺微邪之针方也。九针之内，如镵针、锓针，皆此妙义。分刺者，刺分肉之间，不犯大经，恐伤经气也。微针亦不犯大经，不伤经气。二法虽殊，义相通也。

现部分而知经络之虚实。

此下二句，以脉言脉之部分。两寸有余，两尺不足为经满络虚；两尺有余，两寸不足，为络满经虚。盖两寸为手太阴之经，两尺为手太阴之络故也。周身经络有余不足，并准于此。

视浮沉而辨脏腑之寒温。

脉来浮大，为阳为温，为病在腑。脉来沉细，为阴为寒，为病在脏。

---

① 分刺：《针经指南》作"妙刺"。

且夫先令针耀，而虑针损，次藏口内，而欲针温。目无外视，手如握虎，心无内慕，如待贵人。

言敬慎针事如此。

左手重而切①按，欲令气散。

欲令本经真气散去，不至伤损。

右手轻而徐入，不痛之因。

穴中阴血不伤，故不痛。

空心恐怯，直立侧而多晕。

空心恐怯，则神失其养，直立倚侧，则体失所依，晕之由也。

背目沉掐，坐卧平而没昏。

背目则神不惊，沉掐则神内定，坐卧平则四体有所倚着，宜无昏冈。

推于十干十变，知孔穴之开阖；论其五行五脏，察日时之兴②衰。

此以日时干支五行，推脏腑孔穴之开阖，乃候气法也。

伏如横弩，应若发机。

气未至而不应，则针偃伏如横置之弩，扣之不发；气至而应，则迎随补泻若发机焉，疾莫如之矣。

阴交阳别，而定血晕。

此经刺法也。阴交，脐下一寸之阴交，足三阴、任、冲所会。阳别，即阳交，一名别阳，足少阳所发，在外踝上七寸，为阳维之郄，斜属三阳分肉间。言二穴留针，则任脉之虚阳不起，少阳上升之气归原，故可以定血晕。

阴跷阴维，而下胎衣。

此络刺法也。阴跷谓照海，足少阴肾脉所发。阴维谓内关，

---

① 切：《针灸大全》作"多"。

② 兴：《针灸大全》作"旺"。

手厥阴心主所发。经脉传注，以次相及，足少阴注手厥阴，一定之序也。肾系胞胎，刺照海则胞胎之气泻而不固，刺内关则所谓迎而夺之也。二穴泻其经气，故下胎衣。

痹厥偏枯，迎随俾经络接续。

痹、厥、偏枯，乃风、寒、湿三者为邪，留于经络，经络不得接续而成病也。用针者，察病属于何经，须迎而夺之以去其邪，随而济之以补其正，则病去而气血复矣。气血复其常，宁复有痹厥偏枯呼？

崩漏带下，温补使气血依归。

崩漏带下，乃气血虚寒所致，法宜温针补之，使气血依归，则崩漏带下之疾去矣。

静以久留，停针待之。

针出速则病多反复，必久留其针，待病邪去尽，经气平调，然后出针。此承上文而总结之也。

必准者，取照海治喉中之闭塞。

此泻络远针之法也。照海，肾经所发，肾脉循喉咙，故主喉中闭塞。

端的处，用大钟治心内之呆痴。

大钟，足少阴络，别走太阳者。少阴肾脉，其支者络心，注胸中，故主心内呆痴。此亦远刺法也。

大抵疼痛实泻，痒麻虚补。

诸疼痛者，为邪气实，法宜泻；诸痒麻者，为正气虚，法宜补。

体重节痛而俞居，心下痞满而井主。

阳俞木，阴俞土。木主筋，筋根于节，土主肉，肉附于体。故体重节痛而取之于俞。阳井金，阴井木。金为肺，肺病则贲郁；木为肝，木病则不得条达。故心下痞满而取之于井。二句义本《难经》。

胸①胀咽痛，针太冲而必除。

太冲，足厥阴肝脉所发，肝脉上贯肝隔，布胁肋，循喉咙之后，故主胸胀咽痛。此远刺法也。

脾痛胃疼，泻公孙而立愈。

公孙，足太阴脾脉所发，别走阳明者。其经属脾络胃，故主脾痛胃疼。亦远刺法也。

胸满腹痛，刺内关。

内关，手厥阴心主脉所发，别走少阳者。其经历络三焦，故主胸满腹痛。亦远刺法也。

胁疼肋痛，针飞虎。

飞虎，支沟也。以虎口交叉，中指飞到处是穴，故曰飞虎。手少阳脉气所发，少阳行于身侧，其经历属三焦，故主胁疼肋痛。亦远刺法也。

筋挛骨痛而补魂门。

魂门，足太阳经所发，肝之部也。肝主筋，肝病而筋挛骨痛者宜取之。此巨刺法也。

体热劳嗽而泄魄户。

魄户，足太阳经所发，肺之部也。肺主气，肺病而体热劳嗽者宜取之。亦巨刺法也。

头风头痛，刺申脉于②金门。

刺申脉于金门，言刺申脉于金门之分也。二穴相近，皆足太阳脉所发。足太阳之脉，起目内眦，上额③交巅，从巅至耳上角，其直行者，入络脑，还出别下项，故主头风头痛。此亦泻络远针之法也。

---

① 胸：《针灸大全》《针经指南》作"心"。
② 于：《针灸大全》《针经指南》作"与"。
③ 额：底本作"頞"，据《神照集》改。

眼痒眼疼，泻光明与地五。

光明、地五会，皆足少阳所发。光明为足少阳络，别走厥阴者。少阳之脉，起于目锐眦，故主眼痒眼疼。亦泻络远针之法。

泻阴郄，止盗汗，治小儿骨蒸。

阴郄，手少阴郄也。心血不足，则阳偏胜，而生内热，令大人盗汗，小儿骨蒸，故泻阴郄以去内热，内热除则盗汗骨蒸去矣。亦泻络远针之旨。

刺偏历，利小便，医大人水蛊。

偏历，手阳明络，别走太阴者。其经属于大肠，大肠之间为阑门，主泌别清浊，故刺偏历则大肠气化而阑门通，小便利而水蛊愈矣。亦泻络远针法也。

中风环跳而宜刺。

环跳，足少阳脉气所发，少阳为木为风，故刺中风者宜取之。此巨刺法也。

虚损天枢而可取。

天枢，足阳明脉气所发，阳明居中土也，万物之母，五脏百骸莫不受其气而母之，故虚损者宜取天枢。刺而灼之可也。

由是午前卯后，太阳生而疾温。

午前卯后，三阳生旺之时。用针者，乘时取气而推纳之，则疾温矣。

离左酉南，月魄亏①而速冷。

离左酉南，三阳气减之际。用针者，乘时迎泻而动退焉，则速冷矣。此以阴道右旋推之也。

循扪弹怒留吸母而坚长。

以指循环于孔穴之上谓之循，即而摩之谓之扪，以指重搏孔

---

① 魄亏：《针灸大全》《针经指南》作"死朔"。

穴谓之弹，孔穴赤起谓之怒，静置其针谓之留，患人气入谓之吸，生我经穴谓之母，肉着于针谓之坚，润息而永谓之长。言用循、扪、弹、怒、留、吸、母诸法，皆所以补虚，虚得其补，则肉坚而息长矣。

爪下伸提疾呼子而虚短。

以甲掐取孔穴谓之爪，针随而入谓之下，引出豆许谓之伸，针起肉随谓之提，急出其针谓之疾，患人呵气谓之呼，所生经穴谓之子，肉不着针谓之虚，声微气劣谓之短。言用爪、下、伸、提、疾、呼、子诸法，皆所以泻实，实得其泻，则经虚而息短矣。

动退空歇迎夺右而泻凉。

摇动其针谓之动，引针少出谓之退，不扪针痏谓之空，不复用针谓之歇，先邪取穴谓之迎，大泻其邪谓之夺，右旋其针谓之右。以上诸法，皆所以泻实而令热者凉也。

推纳进搓随济左而补暖。

持针力入谓之推，刺入穴分谓之纳，渐次入深谓之进，拈转其针谓之搓，后邪取穴谓之随，引气益之谓之济，左旋其针谓之左。以上诸法，皆所以补虚而令寒者暖也。

慎之！大凡危疾，以脉不顺而莫针。

病人色脉相生者吉；色脉相克者凶，不可更施针治。

寒热风阴，饥饱醉劳而切忌。

寒热风阴，天气之乖和也；饥饱醉劳，人气之乖和也。如是者皆不宜刺。

望不补而晦不泻，弦不夺而朔不济。

人身营气，与太阴同其盈亏。故当其盈而补，是谓重实，令人络有留血；当其亏而泻，是谓重虚，令人益困。

精其心而穷其法，无灼①艾而坏其肌。

脉证为寒、为积、为气虚胃弱者，宜灼艾；为风、为火、为热、为血虚者，不宜灼艾。

正其理而求其原，免投针而失其位。

病有理有原，必正其理，求其原，何者宜针经，何者宜针络。不然，投针失位无益也。

避灸②处而和四肢，四十有六③。

中心、中肺、中肝、中脾、中肾、中膀胱、中胆、中膈、跗上、阴股、面中、客主人、脑户、膝髌、郄中、膺中、气街、太渊血④、缺盆、乳房、乳中、云门、脐中、少阴血、鸠尾、神庭、颅息、左角、人迎、足下中脉、石门、伏兔、会阴、脊髓、承筋、肘内陷、然谷、横骨、青灵、五里、眶上陷、面承泣、三阳络、关节液出、腋胁内陷、孕妇三阴交。

禁刺⑤处而除六俞，三十有二⑥。

头维、承光、脑户、下关、殷门、丝竹空、人迎、承泣、脊中、乳中、气街、白环俞、渊液、经渠、鸠尾、四白、阳关、石门女子禁、天府、伏兔、瘈脉、哑门、风府、地五会、素髎、睛明、迎香、禾髎、颧髎、心俞、气冲、阴市。

抑又闻高皇抱疾未瘥，李氏刺巨阙而得苏。

高皇，金之高皇。李氏，今不能考。巨阙，心之募也，主五脏气相干、卒心痛、尸厥。此巨刺也。

---

① 灼：《针灸大全》作"灸"。
② 灸：底本作"刺"，据禁灸穴数及《针灸大全》《针经指南》改。
③ 四十有六：《针经指南》引窦氏《标幽赋》均作"四十有九"，除去四肢四穴，共四十五穴。
④ 血：疑衍。下"少阴血"同。
⑤ 刺：底本作"灸"，据《针灸大全》《针经指南》改。
⑥ 三十有二：《针灸大全》《针经指南》作"二十有二"。

太子暴死为尸厥，越人针维会而得醒。

太子，虢太子。越人，卢医秦越人也。史称，虢太子病尸厥，扁鹊为之刺三阳五会，有间，太子苏，则百会穴也。此云维会，则非百会。《针经》云：脐中，一名维会，谓扁鹊当时取此穴耳。盖人之生，尝以此穴受母之气，刺家能取此穴，调其厥逆，使之冲和，亦何嫌于刺哉。脐中为是，古之神良，固未尝以禁刺胶鼓也。

肩井、曲池，甄权刺臂痛而复射。

鲁州刺史库狄嵚患风痹，甄以取此二穴刺之，立能援弓引射。亦经刺也。

悬钟、环跳，华佗刺躄足而立行。

悬钟为络刺，环跳为经刺，皆足少阳经所发，足少阳为甲木，故主风，能治躄足。

秋夫针腰俞而鬼免沉疴，王纂针交俞而妖精立出。

"毉"，文从"巫"，以其通于鬼神也。故治鬼出妖，不为幽妄。圣人不语，术士传焉。余煮针方中，主以五毒。五毒者，官桂、川乌、鬼臼、狼毒、自然铜也。复用真人手符，为降魔驱妖计也。交俞，非古穴，说者以为人中、三阴交，近是。

刺肝俞与命门，使瞽士视秋毫之末。

肝俞、足太阳脉气所发，肝气于此转输，故曰肝俞。目为肝之窍，故刺之。命门，非督之命门，亦非任之命门。《灵枢·根结》论曰："命门者，目也。"谓睛明穴，此治外障法也。治内障者，宜刺睛中穴，其法：候于暑月，先以凉水沃之，以凝其血，次用三棱针开穴，继以黄金毫针刺入，拨去内障，五年十年不见物者，立能见物，复明如旧。其刺始于龙木禅师，详载《大藏经》中，神妙，神妙者也。所以必用凉水者，非水凉之则血不凝，能令血贯瞳人不能复治矣。如水凉之不足，为患亦同。故于将出针时，宜更以凉水沃之。所以必候暑月者，非暑月不足以胜凉水故也。识之，慎之。刺睛中穴法，附前《神照集》。

取少阳与交别，俾聋夫听夏蚋之声。

取少阳，取其结于耳者，翳风是也，为手足少阳之会。交于手少阳者为内关，别于手少阳者为外关；交于足少阳者为蠡沟，别于足少阳者为光明。外关与内关平等，光明与蠡沟亦平等，皆一针可取二穴者也。手、足少阳脉皆入耳，故治耳聋。此亦泻络远针之法。

嗟夫！去圣愈远，此道渐坠。或不得意而散其学，或恣其能而犯禁忌。愚庸志浅，难契于玄言；至道渊深，得之者有几？偶述斯言，不敢示诸明达者焉，庶几乎童蒙之心启。

八法针方直诀八句 训义[①]二

八法者，八穴之法，公孙、内关、临泣、外关、后溪、申脉、列缺、照海是也。以八穴交会奇经八脉，而分主乎表、主乎里、主乎表里之间也。仲景妙于伤寒，以其有六经之辨。予今以八法为妙者，以其分主八脉，而该乎十二经也，创为针家一大法门。求之古籍，不称作者何人，或以为少室异人所传，理或然也。盖在窦氏之前，已有其教。每下针以四痏为主，皆泻络远针之法，四面攻讨之兵也。刺家但主八法，随证加针，不过五七孔穴，无难去之疾矣！训如后方。

公孙　临泣　后溪　列缺
　合　　合　　合　　合
内关　外关　申脉　照海

---

① 直诀八句训义：底本无，据目录补。

诀曰：

公孙冲脉胃心胸，内关阴维会总同。

公孙二穴，在足大指内侧本节后一寸，赤白肉际，足太阴络，别走阳明者。内关二穴，在手臂内两筋之间，去掌后横纹二寸，手心主络，别走少阳者。言公孙两穴，通乎奇经之冲脉；内关二穴，通乎奇经之阴维脉。冲脉起止并足少阴，循腹里，从肺出络心，注胸中，故主胃与心胸诸疾。阴维者，维持腹内六阴之脉也。手心主之脉，起于胸中，出属心包络，下膈，历络三焦，故亦主胃与心胸诸疾，而云会总同也。取此四穴，针气一行之后，三焦快然，疾去内和。例之汤液，则泻心、凉膈、大小陷胸、调胃承气诸方之力也。

临泣胆经连带脉，阳维目锐外关逢。

临泣二穴，在足小指、次指本节后外侧，筋骨缝陷者中，足少阳胆经之所注也。外关二穴，在腕后二寸，两骨间陷者中，手少阳络，别走手心主者。带脉为奇经之一，环身一周，若束带然，故名带脉。阳维为奇经之一，维持诸阳，抵目外眦。四穴者，主手足少阳半表半里诸疾，针气一行之后，中外皆和，营卫流畅。例之汤液，则三化、双解、大小柴胡、通圣、温胆诸方之力也。

后溪督脉内眦颈，申脉阳跷络亦通。

后溪二穴，在手小指本节后一寸，横纹尖上陷中，拳而取之，手太阳脉所注。申脉二穴，在足外踝下陷中，容爪甲许。言后溪通乎督脉，申脉为阳跷所生。四穴主手足太阳二经诸疾，针气一行，大汗如注，则表邪尽去。例之汤液，则桂枝、麻黄、葛根、大小青龙诸方之旨也。

列缺会任行肺系，阴跷照海膈喉咙。

列缺二穴，去腕一寸五分，两手交叉，食指点到处是穴，当筋骨罅中，手太阴之络别走阳明者。照海二穴，足少阴肾经所发，在足内踝骨下一寸赤白肉际，阴跷脉所生。言列缺二穴，会于任脉而行于肺系。照海二穴，为阴跷脉所生，少阴肾脉所发，少阴肾脉循喉咙，系舌本。取此四穴，针气一行之后，肺膈安和，喉咙清利。例之汤液，则二冬、二母、犀薄、甘桔诸方之旨也。

以上八法，下针必以四穴为主，或补手而泻足，或补足而泻手，左右亦复如是，如兵之奇正相生，或以正为奇，或以奇为正，针之善物也。《旁通集》中揆八法四条，宜互玩。

八法主治配合八条[①] _三

公孙二穴主治二十七证，必取内关二穴配合：

九种心痛，痰膈涎闷，脐腹痛胀，胁肋疼痛，产后血迷，气膈食不下，泄泻不止，疝气疼痛，里急后重，伤寒结胸，水膈酒痰，满闷呕吐，腹胁胀痛，肠风下血，脱肛不收，气膈，食膈不下，食积疼痛，癖气食癖，酒癖，儿枕痛，血块，腹鸣，血刺痛，小儿泻，泻腹痛，胸中刺痛，疟疾心痛。

内关二穴主治二十五证，必取公孙二穴配合：

中满不快，伤寒结胸，心胸痞满，吐逆不定，胸满痰膈，腹痛，泄泻滑肠，酒痰膈痛，米谷不化，横竖疝气，小儿脱肛，九种心痛，胁肋痛，肠鸣，妇人血刺痛，积块痛，男子酒癖，二膈心下痞痛，气隔食不下，腹肋胀痛，肠风下血，伤寒[②]，里急后重，食膈食不下，痰疟寒热。

临泣二穴主治二十五证，必取外关二穴配合：

足跗肿痛，手足麻，手指颤掉，赤眼冷泪，咽喉肿痛，手足挛急，胁肋痛，牙齿痛，手足发热，解利伤寒，腿胯痛，脚膝肿

---

① 配合八条：底本无，据目录补。
② 伤寒：《针经指南》作"伤寒结胸"。

痛，四肢不遂，头风肿，头顶肿，浮风瘙痒，身体肿，身体麻，头目眩晕，筋挛骨痛，颊腮痛，雷头风，眼目肿痛，中风手足不举，耳聋。

外关二穴主治二十七证，必取临泣二穴配合：

肢节肿痛，臂膊冷痛，鼻衄，手足发热，眉棱中痛，指节痛不能屈伸，手足疼痛，产后恶风，伤寒自汗，头风，四肢不遂，筋骨疼痛，迎风泪出，赤目疼痛，腰背肿痛，眼肿，伤寒表热，手足麻痛无力，破伤风，手臂痛，头风掉眩痛，头项痛，盗汗，目翳隐涩，产后身痛，腰胯痛，雷头风。

后溪二穴主治二十四证，必取申脉二穴配合：

手足挛急，手足颤掉，头风痛，伤寒不解，盗汗不止，中风不语，牙齿痛，癫痫吐沫，腰背强痛，筋骨痛，咽喉闭塞，颊腮肿痛，伤寒项强痛，膝胫肿痛，手足麻，眼赤肿，伤寒头痛，表汗不出，冲风泪下，破伤风搐，产后汗出恶风，喉痹，脚膝腿痛，手麻痹。

申脉二穴主治二十五证，必取后溪二穴配合：

腰背强痛，肢节痛，手足不遂，伤寒头痛，身体肿满，头面自汗，癫痫，目赤肿痛，伤风自汗，头风痒痛，眉棱痛，雷头风，手臂痛，臂冷，产后自汗，鼻衄，破伤风，肢节肿痛，腿膝肿痛，耳聋，手足麻，吹奶，洗头风，手足挛，产后恶风。

列缺二穴主治三十一证，必取照海二穴配合：

寒痛泄泻，咽喉肿痛，妇人血积败血痛，牙齿肿痛，小肠气撮痛，死胎胎衣不下，胁癖痛，吐唾脓血，咳嗽寒痰，疝气，食噎不下，脐腹撮痛，心腹痛，肠鸣下痢，痔痒漏血，心痛温痫，产后腰痛，产后发狂，产后不语，米谷不化，男子酒癖，乳痈肿痛，妇人血块，温病不瘥，吐逆不止，小便下血，小便不通，大便闭塞，大便下血，胃肠痛病，诸积为患。

照海二穴主治二十七证，必取列缺二穴配合：

喉咙闭塞，小便冷痛，小便淋涩不通，膀胱气痛，妇人血晕，胎衣不下，脐腹痛，小腹胀满，反胃吐食不纳，肠癖下血，酒癖，中满不快，泄泻，食不化，肠鸣下痢腹痛，难产，妇人血积，儿枕痛，呕吐，酒积，疝气，气块，酒痹，气膈，食劳黄，足热厥，大便不通。

上法，先刺主证之穴，随病左右上下所在取之，仍循扪导引，按法祛除。如病未已，必求配合孔穴，兼施处治。须要停针，待气上下相接，快然无所苦，而后出针。

五门针方说 [四]

五门者，十二经井、荥、俞、经、合也。脏腑之气由之开阖，若门户焉，故曰五门。以十二经分主日时，六十六穴周而复始，循环无已，故错举其义，谓之"子午流注"。当其时谓之开，非其时谓之阖。阳病用阳日阳时，阴病用阴日阴时。又有五行相生之义，因其功行一昼夜而始备，又谓之"大周天针法"，以之祛邪，无邪不去；以之调气，无气不调，实隆古之针方也。今以其成法述之如下。

十二经井荥俞原经合一览图 [五]

	肺	肾	肝	心	脾	包络	
井 木	少商	涌泉	大敦	少冲	隐白	中冲	所出
荥 火	鱼际	然谷	行间	少府	大都	劳宫	所流
俞 土	太渊	太溪	太冲	神门	太白	大陵	所注
经 金	经渠	复溜	中封	灵道	商丘	间使	所行
合 水	尺泽	阴谷	曲泉	少海	阴陵泉	曲泽	所入

	大肠	膀胱	胆	小肠	胃	三焦	
井_金	商阳	至阴	窍阴	少泽	厉兑	关冲	所出
荥_水	二间	通谷	侠溪	前谷	内庭	液门	所流
俞_木	三间	束骨	临泣	后溪	陷谷	中渚	所注
原	合谷	京骨	丘墟	腕骨	冲阳	阳池	所过
经_火	阳溪	昆仑	阳辅	阳谷	解溪	支沟	所行
合_土	曲池	委中	阳陵泉	小海	三里	天井	所入

六十六穴日时主治[1]_六

胆主甲日[2]

　　甲戌时窍阴_{井胆}，丙子时前谷_{荥小肠}，戊寅时陷谷_{俞胃}，并过本原丘墟，庚辰时阳溪_{经大肠}，壬午时委中_{合膀胱}，甲申时气合三焦液门水。

肝主乙日

　　乙酉时大敦_{井肝}，丁亥时少府_{荥心}，己丑时太白_{俞脾}，过太冲，辛卯时经渠_{经肺}，癸巳时阴谷_{合肾}，乙未时血纳包络劳宫_火。

小肠主丙日

　　丙申时少泽_{井小肠}，戊戌时内庭_{荥胃}，庚子时三间_{俞大肠}，过本

---

① 六十六穴日时主治：底本无，据目录补。底本将"胆主甲日"作六，误。
② 胆主甲日：后有"六"，误，据文义删。

原腕骨，壬寅时昆仑经膀胱，甲辰时阳陵泉合胆，丙午时气纳三焦中渚水。

心主丁日

丁未时少冲井心，己酉时大都荥脾，辛亥时太渊俞肺，过神门，癸丑时复溜经肾，乙卯时曲泉合肝，丁巳时血纳包络大陵土。

胃主戊日

戊午时厉兑井胃，庚申时二间荥大肠，壬戌时束骨俞膀胱，过本原冲阳，甲子时阳辅经胆，丙寅时小海合小肠，戊辰时气纳三焦支沟火。

脾主己日

己巳时隐白井脾，辛未时鱼际荥肺，癸酉时太溪俞肾，过太白，乙亥时中封经肝，丁丑时少海合心，己卯时血纳包络间使金。

大肠主庚日

庚辰时商阳井大肠，壬午时通谷荥膀胱，甲申时临泣俞胆，过本原合谷，丙戌时阳谷经小肠，戊子时三里合胃，庚寅时气纳三焦天井土。

肺主辛日

辛卯时少商井肺，癸巳时然谷荥肾，乙未时太冲俞肝，过太渊，丁酉时灵道经心，己亥时阴陵泉合脾，辛丑时血纳包络曲泽水。

膀胱主壬日

壬寅时至阴井膀胱，甲辰时侠溪荥胆，丙午时后溪俞小肠，过本原京骨，戊申时解溪经胃，庚戌时曲池合大肠，壬子时气纳三焦关冲金。

肾主癸日

癸丑时涌泉井肾，乙卯时行间荥肝，丁巳时神门俞心，过太溪，己未时商丘经脾，辛酉时尺泽合肺，癸亥时血纳包络中冲木。

上子午流注开阖之法，乃治神之方也，神治而气血随之矣。盖自《灵枢·本输》已发其端，古今知者鲜矣。惟窦公独擅其术，用以治神，然不能无说焉。既曰六十甲子循环治时，奈何内缺甲午、甲寅、庚午、壬辰、壬申、丙辰、乙丑、乙巳、辛巳、丁卯、癸未、癸卯？岂此十二时中，荣卫之气不行耶？又壬寅、壬午、庚辰、丙午、甲辰、甲申、乙未、乙卯、辛卯、丁巳、癸巳、癸丑，皆主两穴，岂一时之中两穴并开耶？言及于此，非所以攻昔人之瑕，实所以传昔人之神。又赋云六十六穴，今但得六十五穴，而缺阳池一穴，无所安置，岂阳池独外于子午耶？语曰：民可使由之，不可使知之。前言治神之方，亦妄泄尔。

《难经》 五门主治七

经言所出为井，所流为荥，所注为俞，所行为经，所入为合。井主心下满，荥主身热，俞主体重节痛，经主喘咳寒热，合主逆气而泄。此五脏六腑井、荥、俞、经、合主病也。今演其方如下。

假令得弦脉，病人善洁，面青，善怒，此胆病也。若心下满当刺窍阴井，身热刺侠溪荥，体重节痛刺临泣俞，喘咳寒热刺阳辅经，逆气而泄刺阳陵泉合，又总取丘墟原。

得弦脉，病人淋溲难，转筋，四肢满闭，脐左有动气，此肝病也。若心下满当刺大敦井，身热刺行间荥，体重节痛刺太冲俞，喘咳寒热刺中封经，逆气而泄刺曲泉合。

得浮洪脉，病人面赤，口干，喜笑，此小肠病也。若心下满刺少泽井，身热刺前谷荥，体重节痛刺后溪俞，喘咳寒热刺阳谷经，逆气而泄刺小海合，又总刺腕骨原。

得浮洪脉，病人烦心，心痛，掌中热而哕，脐上有动气，此心病也。若心下满刺少冲井，身热刺少府荥，体重节痛刺神门俞，喘咳寒热刺灵道经，逆气而泄刺少海合。

得浮缓脉，病人而黄，善噫，善思，善味，此胃病也。若心下满刺厉兑井，身热刺内庭荥，体重节痛刺陷谷俞，喘咳寒热刺解溪经，逆气而泄刺三里合，又总刺冲阳原。

得浮缓脉，病人腹胀满，食不消，体重节痛，怠惰嗜卧，四肢不收，当脐有动气，按之牢若痛，此脾病也。若心下满刺隐白井，身热刺大都荥，体重节痛刺太白俞，喘咳寒热刺商丘经，逆气而泄刺阴陵泉合。

得浮脉，病人面白，善嚏，悲愁不乐，欲哭，此大肠病也。若心下满刺商阳井，身热刺二间荥，体重节痛刺三间俞，喘嗽寒热刺阳溪经，逆气而泄刺曲池合，又总刺合谷原。

得浮脉，病人喘嗽，洒淅寒热，脐右有动气，按之牢若痛，此肺病也。若心下满刺少商井，身热刺鱼际荥，体重节痛刺太渊俞，喘嗽寒热刺经渠经，逆气而泄刺尺泽合。

得沉迟脉，病人面黑，善恐欠，此膀胱病也。若心下满刺至阴井，身热刺通谷荥，体重节痛刺束骨俞，喘嗽寒热刺昆仑经，逆气而泄刺委中合，又总刺京骨原。

得沉迟脉，病人逆气，小腹急痛，泄如下重，足胫寒而逆，此肾病也。若心下满刺涌泉井，身热刺然谷荥，体重节痛刺太溪俞，喘嗽寒热刺复溜经，逆气而泄刺阴谷合。

得洪大脉，病人浑浑焞焞，耳聋，咽痹，汗出，此三焦病也。若心下满刺关冲井，身热刺液门荥，体重节痛刺中渚俞，喘嗽寒热刺支沟经，逆气而泄刺天井合，又总刺阳池原。

得洪大脉，病人面赤目黄，腋肿，胸胁支满，手心热，心中动，此心包络病也。若心下满刺中冲井，身热刺劳宫荥，体重节痛刺大陵俞，喘嗽寒热刺间使经，逆气而泄刺曲泽合。

以上五门主治，古针方也。盖以阳井金，阴井木，所以主治心下满者，金病则贲郁，木病则不得条达，故令心下满也。阳荥水，阴荥火，水病则阴亏，火病则益炽，故令身热。阳俞木，阴俞土，木主筋，筋根于节，土主肉，肉附于体，故令体重节痛。阳经火，阴经金，火乘于金则病喘嗽，金火相战，金胜则寒，火胜则热，故主喘嗽寒热。阳合土，阴合水，水败则火失其制，而作气逆；土败则水失其防，而作洞泄，故主气逆而泄。此五门主治之义也。

十二经为病补母泻子成法八

肺手太阴为病，肺胀，膨膨而喘嗽，缺盆中痛，甚则交两手而瞀，是为臂厥。所生病，咳嗽喘喝，烦心胸满，臑臂内前廉痛，掌中热。气有余则肩背痛，汗出中风，小便数而欠，寸口大三倍于人迎。虚则肩背痛寒，少气不足以息，溺色变，卒遗矢[1]无度，寸口反小于人迎也。补太渊为经、为土、为母，泻尺泽为合、为水、为子。

---

[1] 遗矢：即遗屎，底本误作"遗失"。

大肠手阳明为病，齿痛颊肿。是主津所生病，目黄，口干，
衄衄，喉痹，肩前臑痛，大指次指不用。气有余则当脉所过者，
热肿，人迎大三倍于寸口；虚则寒栗，人迎反小于寸口也。补曲
池为合、为土、为母，泻二间为荥、为水、为子。

胃足阳明为病，洒洒然振寒，善伸数欠，颜黑，恶人与火，
闻木声则惕然而惊，心动，欲闭户牖而处，甚则欲登高而歌，弃
衣而走，贲响腹胀，是为骭厥。是主血所生病，狂疟，温①淫汗
出，衄衄，口㖞唇胗，喉痹，大腹水肿，膝髌肿痛，循胸、乳、
气街、股、伏兔、骭外廉、足跗上皆痛，中指不用。气有余则身
以前皆热，其有余于胃，则消谷善饥②，溺色黄，人迎大三倍于寸
口；气不足则身以前皆寒栗，胃中寒则胀满，人迎反小于寸口也。
补解溪为经、为火、为母，泻厉兑为井、为金、为子。

脾足太阴为病，舌本强，食则呕，胃脘痛，腹胀善噫，得后
出与气，则快然如衰，身体皆重。是主脾所生病，舌本痛，体不
能动摇，食不下，烦心，心下急痛，寒疟，瘕，溏泄，水闭，黄
疸，不能卧，强立膝股内肿厥，足大指不用。盛者寸口大三倍于
人迎，虚者寸口小三倍于人迎也。补大都为荥、为火、为母，泻商丘
为经、为金、为子。

心手少阴为病，嗌干心痛，渴而欲饮，是为臂厥。主心所生
病，目黄胁痛，臑臂内后廉痛厥，掌中热。盛者寸口大再倍于人
迎，虚者寸口反小于人迎也。补少冲为井、为木、为母，泻神门为
俞、为土、为子。

小肠手太阳为病，嗌痛颔肿，不可回顾，肩似拔，臑似折。
是主液所生病，耳聋，目黄，颊肿，颈颔肩臑肘臂外后廉痛。盛
者人迎大再倍于寸口，虚者人迎反小于寸口也。补后溪为俞、为木、

---

① 温：底本作"湿"，据《灵枢·经脉》改。
② 饥：底本作"肌"，据文义改。

为母，泻小海为合、为土、为子。

膀胱足太阳为病，头痛似脱，项似拔，脊痛，腰似折，髀不可以曲，腘如结，腨似裂，是为踝厥。是主筋所生病，痔疟狂癫，头囟项[1]痛，目黄泪出，鼽衄，项背腰尻腘腨脚皆痛，足小指不用。盛者人迎大再倍于气口，虚者人迎反小于气口也。补至阴为井、为金、为母，泻束骨为俞、为木、为子。

肾足少阴为病，饥不欲食，面黑如炭色，咳唾则有血，喝喝而喘，坐而欲起，目䀮䀮然如无所见，心如悬饥状，气不足则善恐，心惕然如人将捕之，是谓骨厥。是主肾所生病，口热舌干，咽肿上气，嗌干及痛，烦心心痛，黄疸，肠澼，脊股内后廉痛，痿厥嗜卧，足下热而痛。盛者寸口大再倍于人迎，虚者寸口反小于人迎也。补复溜为经、为金、为母，泻涌泉为井、为木、为子。

心包络手厥阴为病，手心热，臂肘挛痛，腋肿，甚则胸胁支满，心澹澹大动，面赤目黄，善笑不休。是主心包络所生病，烦心心痛，掌中热。盛者寸口大一倍于人迎，虚者寸口反小于人迎也。补中冲为井、为木、为母，泻大陵为俞、为土、为子。

三焦手少阳为病，耳聋浑浑焞焞，咽肿喉痹。是主气所生病，汗出，目锐眦痛，颊痛，耳后肩臑肘臂外皆痛，小指次指不用。盛者人迎大一倍于寸口，虚者人迎反小于寸口也。补中渚为俞、为木、为母，泻天井为合、为土、为子。

胆足少阳为病，口苦，善太息，心胁痛不能转侧，甚则面微有尘，体无膏泽，足外反热，是为阳厥。是主骨所生病，头痛[2]颔痛，缺盆中肿痛，腋下肿，马刀侠瘿，汗出振寒，寒疟，胸胁、肋、髀、膝外至胫、绝骨、外踝前及诸节皆痛，小指次指不用。盛者人迎大一倍于寸口，虚者人迎反小于寸口也。补侠溪为荥、为

---

① 项：底本作"顶"，据《灵枢·经脉》改。
② 痛：底本作"角"，据《灵枢·经脉》改。

水、为母，泻阳辅为经、为火、为子。

　　肝足厥阴经为病，腰痛不可俯仰，丈夫㿉疝，妇人小腹肿，甚则嗌干，面尘脱色。是主肝所生病，胸满呕逆，洞泄，狐疝，遗溺癃闭。盛者寸口大一倍于人迎，虚者寸口反小于人迎也。补曲泉为合、为水、为母，泻行间为荥、为火、为子。

　　　　　　　　　　　　　　　《针方》开蒙集终

卷之三　尊经集

叙曰：道不师古，虽善无征，而欲作则垂训，尼父犹然难之。予悯针失其传，欲令世人精明针法，旦暮奉行，必也尸祝神踪而后可。不然，师心自用，谁则从之。乃考古昔针方如下，署曰《尊经集》。

《灵枢》 九针一

一曰镵针，长一寸六分，头大末锐，令无深入而阳气出，主热在头身。故曰：病在皮肤无常处者，取之镵针于病所，肤白勿取。

二曰圆针，长一寸六分，筒身圆末，其锋如卵，以泻肉分之气，令不伤肌肉，则邪气得竭。故曰：病在分肉间，取以圆针。

三曰锃针，长三寸五分，身大末圆，如黍米之锐，令可以按脉勿陷，以致其气，使邪独出。故曰：病在脉少气，当补之以锃针，针于井荥分俞。

四曰锋针，长一寸六分，筒其身而锋其末，刃三隅，令可以泻热出血，发泄痼病。故曰：病在五脏固居者，取以锋针。泻于井荥分俞，取以四时也。

五曰铍针，广二分半，长四寸，末如剑锋，可以取大脓。故曰：病为大脓血，取以铍针。

六曰圆利针，长一寸六分，尖如牦，且圆且锐，中身①微大，以取痈肿暴痹。故曰：痹气暴发者，取以圆利针。

七曰毫针，长一寸六分，尖如蚊虻喙，静以徐往，微以久留。正气因之，令②邪俱往，出针而养，以去痛痹在络也。故曰：病痹气，补而去之者，取之毫针。

八曰长针，长七寸，身薄而锋其末。取虚风内舍于骨解腰脊节腠之间，为深邪远痹者。故曰：病在中者取以长针。

九曰大针，长四寸，其锋微圆，以泻机关内外大气之不能过关节者也。故曰：虚风淫邪，流溢于身，如风水之状，不能过于机关大节者，取以大针。

九针之宜，各有所为，长短大小，各有所施。不得其用，病不能移。疾浅针深，内伤良肉，皮肤为痈；疾深针浅，病气不泻，反为大脓。病小针大，气泻太甚，后必为害；病大针小，大气不泻，亦为后败。

上九针主治，《灵枢》之训也。用之各尽其妙，古今何异焉。所云毫针，又名小针，取用益多。犹布帛菽粟为日用之所急也。其见于《素》《难》《针经》神妙之旨，并述后方。

候气二

经曰：谨候气之所在而刺之，是谓逢时。病在阳分者，必候其气加在于阳分乃刺之；病在阴分者，必候其气加在于阴分乃刺之。

---

① 中身：底本作"身中"，据《灵枢·九针十二原》改。
② 令：《针灸甲乙经·九针九变十二节五刺五邪第二》作"真"。

见气三

左手见气来至，乃纳针。针入，见气尽，乃出针。

取气置气四

当补之时，从卫取气；当泻之时，从营置气。

不得气五

不得气者，十死不治。

定气六

乘车来者，卧而休之如食顷，乃刺之；步行来者，坐而休之如行十里顷，乃刺之；大惊大怒，必定其气，乃刺之。

受气七

阳受气于四肢，阴受气于五脏，故泻者迎之，补者随之。知迎知随，气可令和，和气之方，必通阴阳。

调气八

知其内外表里，随其阴阳而调之。故曰：调气之方，必先阴阳。

邪气谷气九

邪气之来也紧而坚，谷气之来也徐而迟。

守形十

粗守形者，粗工但守刺法，不问气血有余不足，可补可泻也。

守神十一

上守神者，守人之气血有余不足，可补泻也。

守关十二

粗①守关者，守四肢而不知气血邪正之往来也。

守机十三

上守机者，知守气也。知气之虚实，用针之疾徐。针已得气，密意守之勿失也。

先后治十四

病生于内者，先治其阴，后治其阳；病生于外者，先治其阳，

---

① 粗：底本作"中"，据《灵枢·小针解》改。

后治其阴。

刺其病之所从生十五

病生于头者，头重；生于手者，臂重；生于足者，足重。治病者，刺其病之所从生也。

阴深阳浅， 以数调之十六

刺阴者，深而留之；刺阳者，浅而疾取之；清浊相干者，以数调之也。

闷针十七

甚者泻之则闷，闷甚则仆不能言，闷则急坐之也。

阴病治阳， 阳病治阴十八

审其阴阳，以别柔刚。阴病治阳，阳病治阴，定其血气，各守其乡。血实者宜决之，气虚者宜掣引之。

有急治， 有无攻十九

病有形而不痛者，阳之类也；无形而痛者，阴之类也。无形而痛者，其阳完而阴伤之也，急治其阴，无攻其阳；有形而不痛者，其阴完而阳伤之也，急治其阳，无攻其阴。

导有余， 推不足二十

气有余于上者，导而下之；气不足于上者，推而往之。

迎稽留二十一

其稽留而不至者，因而迎之，必明于经隧，乃能持之。

出陈菀二十二

寒与热争，导而行之。其菀陈血不结者，即而取之，出其瘀血。

迎随补泻二十三

迎而夺之，安①得无虚；随而济之，安得无实。

疾徐补泻二十四

徐而疾则实，疾而徐则虚。

母子补泻二十五

虚则补其母，实则泻其子。

---

① 安：底本作"恶"，据下文四十五条改。同条"安得无实"，"安"底本亦为"恶"，改。

动伸推纳补泻二十六

动而伸之是谓泻，推而纳之是谓补。

导气同精， 以调乱气二十七

徐入徐出，谓之导气；补泻无形，谓之同精。是非有余不足也，调乱气之相逆也。

阴深阳浅二十八

病痛者阴也，痛而以手按之不得者阴也，深刺之。病在上者阳也，痒者阳也，浅刺之。

先阳后阴二十九

病先起于阳后入于阴者，先取其阳，后取其阴。必审其气之浮沉而取之。

脉气浅者， 独出其邪三十

脉气之浅者，勿轻下针，必按绝其脉刺之，无令精气出，独出其邪气耳。

先补虚， 后泻实三十一

阳实①而阴虚，先补其阴，后泻其阳而和之；阴实而阳虚，先补其阳，后泻其阴而和之。

病在营， 在卫三十二

寒热少气，血上下出者，病在营；气痛时来时止，病在卫。怫气贲响，风寒客于肠胃之中所生也。

刺虚者须其实， 刺实者须其虚三十三

刺虚者，必其气至而实为验；刺实者，必其邪散而虚为验。

刺实须其虚， 刺虚须其实三十四

刺实须其虚者，留针，阴气隆至，针下寒，乃去针也；刺虚须其实者，留针，阳气隆至，针下热，乃去针也。

刺营无伤卫， 刺卫无伤营三十五

刺阳病者，卧针而刺之；刺阴病者，先以左手摄按所针荥俞之处，气散乃纳针。是谓刺营无伤卫，刺卫无伤营也。

---

① 实：《针灸甲乙经》作"盛"。

热厥寒厥，留针功异三十六

刺热厥者，留针反为寒；刺寒厥者，留针反为热。

外内难易三十七

形先病而未入脏者，刺之半其日；脏先病而形乃应者，刺之倍其日。此内外难易之应也。

疾之留之三十八

疾之，疾出其针也；留之，久留其针也。

不盛不虚，以经取之三十九

假令肝受病，虚则补其母，实则泻其子，是虚宜补肾，实宜泻心也。若不实不虚，是正经自病，不中他邪，则于肝脉调之而已，是谓以经取之。

间甚刺法不同四十

病间者浅之，甚者深之；间者少之，甚者众之。随变而调气。

专深刺法四十一

诸病专深者刺本脏，追脏刺背俞，以脏气会于俞也，腹中寒热去而止。与刺之要，发针而浅出血_{要在浅出血}。

二刺， 一刺， 深刺， 间日刺_{四十二}

刺热厥者二阴一阳，刺寒厥者二阳一阴。所谓二阴者，二刺阴也；一阳者，一刺阳也。久病者邪气入深，刺此病者，深纳而久留之，间日而复刺之，必先调其左右，去其血脉_{要在去其血脉}。

上工治未病， 中工治已病_{四十三}

上工治未病者，见肝之病，则知肝当传之脾，故当实脾气，无令得受肝之邪，故曰治未病焉；中工治已病者，见肝之病，不晓相传，但一心治肝，故曰治已病。

知为针者信其左， 不知为针者信其右_{四十四}

当刺之时，必先以左手压按所针荥俞之处，弹而怒之，爪而下之，其气之来，如动脉之状。顺针而刺之，得气，推而纳之，是谓补；动而伸之，是谓泻。是所取信者在左手也，是谓知针。假令弹而不怒，爪下之后，不见有动脉之状，刺之不得气，乃与男外女内。又不得气，乃知十死不治，是所信者在右手，是何悟之晚也，是谓不知针。

迎而夺之， 安得无虚； 随而济之， 安得无实。
虚之与实， 若得若失； 实之与虚， 若有若无_{四十五}

然迎而夺之者，泻其子也；随而济之者，补其母也。假令心病，泻手心主俞，是谓迎而夺之也；补手心主井，是谓随而济之也。所谓实之与虚者，濡牢之意也。气来牢实者为得，濡虚者为失，故曰若得若失也。

知迎知随四十六

所谓迎随者，知荣卫之流行，经脉之往来也；随其逆顺而取之，故曰迎随。

东方实， 西方虚， 泻南方， 补北方四十七

然金木水火土，当更相平。东方实，则知肝实；西方虚，则知肺虚。泻南方火，补北方水。火者肝之子，水者肝之母，子能令母实，母能令子虚。故泻火补水，欲令金得平木也。经曰：不能治其虚，何问其余，此之谓也。

实实虚虚为害四十八

假令肺实肝虚，用针者不补其肝，而反重实其肺，是谓实实虚虚，损不足而益有余，工之所害也。

泻实针方四十九

血气已并，病形已成，阴阳相倾，补泻奈何？然泻实者，气盛乃纳针，针与气俱纳，以开其门，如利其户，针与气俱出，精气不伤，邪气乃下。外门不闭，以出其疾，摇大其道，如利其路，是谓大泻，必切而出，大气乃屈。

补虚针方五十

持针勿置，以定其意，候呼纳针。气出针入，针孔四塞，精无从出，方实而疾出针；气入针出，热不得还，闭塞其门，邪气布散，精气乃得存。动无后时，近气不失，远气乃来，是谓追之。

摇针五十一

刺肿摇针，经刺勿摇。

三刺则谷气至五十二

刺在阳分则阳邪出，刺在阴分则阴邪出，三刺则谷气至而止。所谓谷气者，已补而实，已泻而虚，故以知谷气至也。又邪气之来也紧而坚①，谷气之来也徐而和，是其别也。

泻必用方，补必用圆五十三

泻必用方者，以气方盛也，以月方满也，以日方温也，以身方定也，以息方吸而纳针，乃复候其方吸而转针，乃复候其方呼而徐引针。故曰：泻必用方，其气易行也；补必用圆，圆者行也，行者移也，刺必中其荣，复以吸排针也。故圆与方，非针也。故养神者，必知形之肥瘦，营卫血气之盛衰。血气者人之神，不可不谨养。

---

① 坚：《灵枢·终始》作"疾"。

离合真邪补泻针方 五十四

邪之入于脉也，如经水之得风也。经之动脉，其至也亦时陇起，其至于寸口也，时大时小，大则邪至，小则平。其行无常处，在阴在阳，不可为度。卒然逢之，早遏其路，吸则纳针，无令气忤，静以久留，无令邪布，吸则转针，以得气为故，候呼引针，呼尽乃去，大气皆出，故命曰泻。不足者，必先扪而循之，切而散之，推而按之，弹而怒之，抓而下之，通而取之，外引其门，以闭其神，呼尽纳针，静以久留，以气至为故，如待所贵，不知日暮。其气已至，适而自护，候吸引针，气不得出，各在其处，推阖其门，令神气存，大气留止，故命曰补。

去浊血 五十五

邪之去络入于经也，舍于血脉之中，其寒温未相得，如涌波之起，时来时去，故不常在。方其来也，必按而止之，止而取之，去其浊血。留之于经，久则为痹。

刺因于形 五十六

皮厚色黑者，深而留之，多益其数；皮薄色少者，浅而疾出其针。

刺因于病 五十七

凡十二经之病，盛则泻之，虚则补之，热则疾之，寒则留之，陷下则灸之，不盛不虚，以经取之。

刺因于脉五十八

诸脉急者多寒，刺急者，深纳而久留之；缓者多热，刺缓者浅纳而疾发针，以去其热；大者多气少血，刺大者微泻其气，无出其血；滑者阳气盛，微有热，刺滑者疾发针而浅纳之，以泻其阳气而去其热；涩者少血少气，微有寒，刺涩者必中其脉，随其逆顺而久留之，必先按而循之，已发针，疾按其痏，无令其血出，以和其脉；诸小者，阴阳形气俱不足，勿取以针，而调以甘药也。

刺因于时五十九

春刺井，夏刺荥，季夏刺俞，秋刺经，冬刺合。然春刺井者，邪在肝；夏刺荥者，邪在心；季夏刺俞者，邪在脾；秋刺经者，邪在肺；冬刺合者，邪在肾。

上实下虚针方六十

一经上实下虚而不通者，此必有横络盛加于大经，令之不通。视而泻之，通而决之，是谓解结。

上寒下热，上热下寒针方六十一

上寒下热，先刺其项太阳，久留之。已刺，则火熨项与肩胛，令热上合乃止，所谓推而上之者也。上热下寒，视其虚脉而陷下于经络者，针而灸之，气下而止，所谓引而下之者也。

五病五取六十二

病在脏者，取之井；病变于色者，取之荥；病时间时盛[1]者，取之俞；病变于音，经满而血者，取之经；病在胃及以饮食不节得病者，取之合。

五主六十三

井主心下满，荥主身热，俞主体重节痛，经主喘咳寒热，合主逆气而泄。义详《开蒙集》五门主治条下。

足阳明六十四

足阳明，五脏六腑之海，其脉大血多，气盛热壮。刺此者，不深不散，不留不泻也。

刺留呼则度六十五

刺阳明者，深六分，留十呼，古道也。其它刺深五分、四分、三分、二分、一分，留七呼、五呼、四呼、三呼、二呼、一呼，皆以气血多少远近为度。

---

[1] 盛：《灵枢·顺气一日分为四时》《针灸甲乙经》作"甚"。

当刺井者， 以荥泻之六十六

诸井者肌肉浅薄，不足使也。然诸井者母也，荥者子也。实者泻其子，故当刺井者以荥泻之。

春夏致一阴， 秋冬致一阳六十七

春夏温，必致一阴者，初下针，深而沉之，至肾肝之部得气，引持之，阳也；秋冬寒，必致一阳者，初纳针，浅而浮之，至心肺之部得气，推纳之，阴也。

下针之后， 或气先针行， 或气与针逢， 或针出而气独行， 或数刺乃知， 或发针气逆， 或数刺病益甚六十八

阳盛之人，其神易动，其气易往，言语善疾，脏气有余，故神动而气先针行；阳多阴少之人，多喜数怒，阴阳之离合难，故其神不能先行，血气滑利，针入而气出相逢也；阴盛之人，其神难动，其气难行，阳气沉而内藏，故针已出，气乃随其后而独行也；其又甚者，多阴少阳，其气沉而难往，故数刺乃知；其气逆，与其数刺病益甚者，非阴阳之气使然，此粗之所败，工之所失也。

五脏已伤， 针不可治六十九

用针者观察病人之态，以知精神魂魄存亡得失之意。五脏已伤，针不可治也。

宜甘药七十

补阳则阴竭，泻阴则阳脱，如是者可将以甘药。

脏腑有病， 皆取其原七十一

脐下肾间动气，人之生命也，十二经之根本也，故名曰原。三焦者，原气之别使，主通行三气，经历于五脏六腑。原者，三焦之尊号也，故所止辄为原。五脏六腑之有病者，皆取其原也。

十二原不同七十二

《针经》论十二原，与《难经》不同。盖以太渊、大陵、太冲、太溪、太白为五脏之原，二五合为一十。又膏之原出于鸠尾，肓之原出于脖胦，合为十二原，主治五脏六腑之有病者也。

六腑所合七十三

胃合于三里，大肠合于巨虚上廉，小肠合于巨虚下廉，三焦合于委阳，膀胱合于委中央，胆合于阳陵泉。六腑有病，取此六合。

膺俞背俞七十四

膺俞中膺，背俞中背，谓针入之度也。

五刺五应针方七十五

浅纳而疾发针，无及肌肉，如拔毛状，以取皮气，肺之应也；左右前后针之，中脉为故，以取经络之血者，心之应也；左右鸡足，针于分肉之间①者，脾之应也；直刺左右，尽筋上，以取筋痹，慎无出血，肝之应也；直出直入，深纳之至骨，所以上下摩骨②，以取骨痹，肾之应也。

络脉会者， 皆见于外， 刺甚血方七十六

经脉者，常不可见，其虚实以气口知之。脉之见者，皆络脉也。诸络脉皆不能经大节之间，必行绝道而出入，复合于皮中，其会皆见于外。故诸刺络脉者，必刺其结上甚血者。虽无血结，急取之，以泻其邪，出其血，留之发为痹。

十五络为病针方七十七

手太阳之别，名曰列缺。起于腕上分间，去腕一寸五分。实则兑骨掌热，虚则欠𫪳音㖞，开口也，小便遗数。

手少阴之别，名曰通里。在腕后一寸。实则支膈，虚则不能言。

手心主之别，名曰内关。去腕二寸，出于两筋之间。实则心痛，虚则烦心。

---

① 针于分肉之间：据《灵枢·官针》《针灸甲乙经》，其后有"以取肌痹"，且与前后文体例同。

② 所以上下摩骨：《灵枢·官针》《针灸甲乙经》无此句。

手太阳之别，名曰支正。上腕五寸。实则筋弛肘废，虚则痂疥。

手阳明之别，名曰偏历。去腕三寸。实则龋齿耳聋，虚则齿寒痹膈。

手少阳之别，名曰外关。去腕二寸。实则肘挛，虚则不收。

足太阳之别，名曰飞扬。去外踝七寸。实则窒鼻，头背痛；虚则鼽衄。

足少阳之别，名曰光明。去外踝五寸。实则厥，虚卒痿躄，坐不能起。

足阳明之别，名曰丰隆。去外踝八寸。气逆则喉痹卒暗；实则癫狂；虚则足不收，胫枯。

足太阴之别，名曰公孙。去本节后一寸。厥气上逆则霍乱，实则肠中切痛，虚则鼓胀。

足少阴之别，名曰大钟。当踝后绕跟。气逆则烦闷，实则癃闭，虚则腰痛。

足厥阴之别，名曰蠡沟。去内踝上五寸。气逆则睾肿卒疝，实则挺长热，虚则暴痒。

任脉之别，名曰尾翳。实则腹皮痛，虚则搔痒。

督脉之别，名曰长强。实则脊强，虚则头重高摇。

脾之大络，名曰大包。出渊液下三寸。实则一身尽痛，虚则百脉皆纵。此脉若罗络之血者，皆取之。

凡此十五络者，实则必见，虚则必下，视之不见，求之上下，入经不同，络脉异所别也，各取之于其所别。

刺寒热方 七十八

刺寒热者，皆多血络，必间日而取之，血尽乃止。

络气不足， 经气有余； 经气不足， 络气有余七十九

络气不足，经气有余者，脉口热满而尺寒涩也。秋冬为逆，春夏为从，治主病者。经虚络满者，尺热满，脉口寒涩也，此春夏死，秋冬生。治法：络满经虚，灸阴刺阳；经满络虚，刺阴灸阳。

调神针方八十

心藏神，神有余则笑不休，不足则忧。有余则泻其小络之血，勿之深斥，无中其大经，神气乃平；不足则视其虚络，切而致之，刺而利之，无出其血，无泻其气，以通其经，神气乃平。刺微奈何？曰：按摩勿释，着针勿斥，移气于不足，神气乃得复。

调气针方八十一

肺藏气，气有余则喘咳上气，不足则息利少气。有余则泻其经渠，无伤其经，无出其血，无泻其气；不足则补其经渠，无出其气。刺微奈何？曰：按摩勿释，出针视之。曰：故将深之，适人必革，精气自伏，邪气乱散，气泄腠理，真气乃相得。

调血针方八十二

肝藏血，血有余则怒，不足则恐。有余则刺其盛经，出其血；不足则视其虚①，纳针脉中，久留之，血至脉大，疾出其针，无令

---

① 虚：《素问·调经论》作"虚经"。

血泄。刺留奈何？曰：视其血络，刺出其血，无令恶血得入于经，以成其疾。

调形针方八十三

脾主肉，形有余则腹胀，泾溲不利，不足则四肢不用。有余则泻其阳经，不足则补其阳络。刺微奈何？曰：取分肉间，无中其经，无伤其络，卫气得复，邪气乃索。

调志针方八十四

肾藏志，志有余则腹胀飧泄，不足则厥。有余则泻然谷血者，不足则补其复溜。刺未并奈何，曰：即取之，无伤其经，以去其邪，乃能立虚。

脏腑胀论八十五

营卫留止，寒气逆上，真邪相攻，两气相搏，乃合为胀。

胀家针不陷肓则气不行八十六

治胀之方，无问虚实，工在疾泻。近者一下，远者三下。三刺不下者，不中气穴，则气内闭。针不陷肓，则气不行。徒中于肉，则胃气乱。当泻不泻，气故不下，必更其道，气下乃止。必审其脉，当泻则泻，当补则补，如鼓应桴，恶有不下者乎。

刺头痛方八十七

病在头，头疾痛，为针之，刺至骨，病已止，无伤骨肉及皮。皮者道也。阴刺，入一旁四处，治寒热。

治咳针方八十八

十二经皆有咳，治脏咳者治其俞，治腑咳者治其合。

疟疾为四末束及取血者八十九

疟之且发也，阴阳之且移也，必从四末始。阳已伤，阴从之，故先其时坚束其处，令邪气不得入，阴气不得出。审候见之孙络，盛坚而血者，皆取之。此真往而未得并者也。

治痿针方九十

痿病治之，各补其荥而通其俞，调其虚实，和其逆顺，则筋脉骨①各以其时受气②，而病已矣。

痿厥为四末束九十一

痿厥为四末束，闷乃疾解之，日二。不仁者十日而知，无休，

---

① 筋脉骨：《素问·痿论》作"筋脉骨肉"。
② 各以其时受气：《素问·痿论》作"各以其时受月"，各在其当旺的月份进行治疗之意。

病已，止。

八虚受病， 发拘挛九十二

肺心有病，其气留于两腋；肝有病，其气留于两肘；脾有病，其气留于两髀；肾有病，其气留于两腘。凡此八虚者，机关之室，真气之所过，血络之所由，八邪恶血因而得留，留则伤筋骨，机关不得屈伸，故拘挛。

痹聚脏腑针方九十三

五脏有俞，六腑有合，循脉之分，各有所发，各随其过，则病瘳也。

筋痹针方九十四

病在筋，筋挛骨痛，不可以行，名曰筋痹。刺筋上为故，刺分肉间，不可中骨也。筋炅病已，止。

骨痹针方九十五

病在骨，骨重不可举，骨髓酸痛，寒气至，名曰骨痹。深刺，无伤脉肉为故，其道大分小分，骨热病已，止。

守筋守骨九十六

能屈而不能伸者，病在筋；能伸而不能屈者，病在骨。在筋守筋，在骨守骨。

恢筋摩骨 九十七

筋痹者恢其筋，骨痹者摩其骨。

肌痹针方 九十八

病在肌，肌肤尽痛，名曰肌痹。得之伤于寒湿，刺大分小分，多发针而深之。诸分尽热，病已止。无伤筋骨。筋骨伤，痈发若变①。

三痹 九十九

风、寒、湿三气合而为痹。风气胜者为走痹，寒气胜者为痛痹，湿气胜者为着痹。

痹痛针有先后 一百

其痛从上下者，先刺其下以通之，后刺其上以脱之；其痛从下上者，先刺其上以通之，后刺其下以脱之。

三刺 一百一

刺营者出血，刺卫者出气，刺寒痹者内热。

---

① 无伤筋骨。筋骨伤，痈发若变：《素问·长刺节论》《针灸甲乙经》中此句为"诸分尽热，病已止"前一句。

寒痹热痹—百二

邪气留于筋骨之间，寒多则筋挛骨痛，热多则筋弛骨消，肉烁䐃①破，毛直而败。

痛止针方—百三

痛虽已止，必刺其处，勿令复起。

久痹不去出血—百四

久痹不去身者，视其血络，尽去其血。

经筋寒急用燔针—百五

随经而行，皆有小筋，谓之经筋。经筋为病，寒则反折筋急，热则筋缓不收。阳急则反折，阴急则俯不伸。燔针者，治寒急也；热则筋纵不收，无用燔针。

燔针劫刺—百六

燔针劫刺，治寒痹肿痛挛急，反折转筋，前后相引，不可屈伸，以知为数，以痛为腧，此病生于外者也。病生于内者，治以熨引饮药。筋折纽绝，发而数甚者，死不治。

---

① 䐃：底本作"腘"，据《素问·皮部论》改。

筋引筋纵一百七

伤于寒，则筋引而阴缩入；伤于热，则筋缓而阴纵挺不收。伤于寒者，治在燔针劫刺；伤于热者，治在行水清阴器。

病在筋一百八

病在筋，燔针劫刺其下及与急者。

病在骨一百九

病在骨，焠针药熨。

病不知所痛一百一①十

病不知所痛，两跷为上。

缪刺一百一十一

身形有痛，九候莫病，则缪刺之。缪刺者，左病刺右，右病刺左，胸腹病刺四肢，缪其处也。所以然者，络病而经不病故也。

---

① 一：底本无"一"，据底本《尊经集》目录序数补。以下一百一十一～一百一十九条文序号均无"一"，亦补之。

巨刺—百—十二

病在于左而右脉病者，则巨刺之。巨刺者，刺大经也。

微刺—百—十三

按摩勿释，着针勿斥。曰：故将深之，适人必革，谓之微刺。微刺者，病邪微浅之刺也。

分刺—百—十四

分刺者，刺分肉之间，不伤大经也。

针戒—百—十五

下针贵迟，太急伤血；出针贵缓，太急伤气。

救失针方—百—十六

五脏之气已绝于内，用针者反实其外，是谓重竭。重竭必死，其死也静。治之者，辄反其气，取腋与膺。五脏之气已绝于外，用针者反实其内，是谓逆厥。逆厥必死，其死也躁。治之者，反取四末刺之。

六经气血不同—百—十七

阳明多血多气，太阳多血少气，少阳多气少血，太阴多血少气，厥阴多血少气，少阴多气少血。故刺阳明出血气，刺太阳出血恶气，刺少阳出气恶血，刺太阴出血恶气，刺厥阴出血恶气，刺少阴出气恶血也。

针灸各有所宜—百—十八

阳邪宜针，阴邪宜灸。风为阳邪，善行数变，施以针治，其功为易。寒湿阴邪，陷脉凝涩，必施艾火，其功乃全。

结络坚紧，火之所治—百—十九

阴阳皆虚，火自当之。针所不为，灸之为宜。结络坚紧，火之所治。

寒厥先熨后针—百二十

善行水者，不能往冰；善穿地者，不能凿冻；善用针者，不能取四逆，血脉凝结坚抟不往来，亦不可即柔。故行水者，必待天温冰释；穿地者，必待冻解；人脉犹是。治厥者，必先熨火以调和其经，掌与腋，肘与脚，项与脊，以调其气，大道以通，血气乃行。后视其病脉，淖泽者刺而平之；坚紧者破而决之，气下乃止。

火调针方—百二十一

寒厥在足，宗气不下，脉中之血，凝而留止，弗之火调，针弗能取。

陷下则灸一百二十二

陷下则灸之。陷下者，血结于中，中有着血，血寒，故宜灸。

火补火泻一百二十三

五脏俞在背者，灸之则可，刺之则不可。气盛则泻之，虚则补之。以火补之，毋吹其火，须自灭也。以火泻者，疾吹其火，拊其艾，须其火灭也。

灸寒热二十九穴一百二十四

灸寒热之法，先灸项大椎，以年为壮数；次灸橛骨，以年为壮数。视背俞陷者灸之，举臂肩上陷者灸之，两季胁之间灸之，外踝上绝骨之端灸之，足小指次指间灸之，腨下陷脉灸之，外踝后灸之，缺盆骨上切之坚痛如筋者灸之，膺中陷骨间灸之，掌束骨下灸之，脐下关元三寸灸之，毛际动脉灸之，膝下三寸分间灸之，足阳明跗上动脉灸之，巅上一灸之，凡当灸二十九处。伤食灸之，不已者，必视其经之过于阳者，数刺其俞而药之。

灸疮不发一百二十五

欲令灸①发者，灸履韝熨之，三日即发。

---

① 灸：据条文标题及文义，疑脱"疮"。

诸病在内， 取八会一百二十六

腑会太仓，脏会季胁，筋会阳陵泉，髓会绝骨，血会膈俞，骨会大杼，脉会太渊，气会膻中。诸病在内者，取其会之气穴也绝骨当作枕骨。

热病气穴一百二十七

三椎下间主胸中热，四椎下间主膈中热，五椎下间主肝热，六椎下间主脾热，七椎下间主肾热。

热病宜寒一百二十八

诸治热病者，以饮之寒水乃刺之。必寒衣之，居止寒处，身寒而止也。

待时一百二十九

营未交。曰：今且得汗，待时而已。

止汗针方一百三十

取阴而汗出甚者，止之阳；取阳而汗出甚者，止之阴。

又方一百三十一

热病，泻之则热去，补之则汗出。汗出太甚者，取内踝上横脉以止之。

热病五十九刺一百三十二

头上五行，行五。中行五穴，上星、囟会、前顶、百会、后顶；次两旁五穴，五处、承光、通天、络却、玉枕；又次两旁五穴，临泣、目窗、正营、承灵①、脑空，五五合二十五穴者，以越诸阳之热逆也。大杼、风门、缺盆、膺俞，此八者以泻胸中之热也。气街、三里、巨虚上下廉，此八者以泻胃中之热也。云门、髃骨、委中、髓空，此八者以泻四肢之热也。魄户、神堂、魂门、意舍、志室，此十者以泻五脏之热也。凡此五十九穴者，皆热之左右也。

热病九不针一百三十三

一曰，汗不出，大颧发赤②者死。二曰，泄而腹满甚者死。三曰，目不明，热不已者死。四曰，老人婴儿，热而腹满者死。五曰，汗不出，呕血者死。六曰，舌本烂，热不已者死。七曰，咳而衄，汗出③，出不至足者死。八曰，髓热者死。九曰，热而痉者

---

① 灵：底本作"临"，据现代通用穴位名改。
② 赤：《灵枢·热病》赤后有"哕"。
③ 汗出：《灵枢·热病》作"汗不出"。

死。痉，谓腰反折。瘛疭，齿噤齘①也。

水俞五十七穴，灸之所宜—百三十四

少阴主肾，肾主水，肾者胃之关，关门不利，故聚水而从其类，上下溢于皮肤，故为胕肿。胕肿者，聚水而生病也。肾汗逢于风，外不得越于皮肤，客于玄府，行于皮里，亦为胕肿，主此者五十七穴。尻上五行中行五穴，长强、腰俞、命门、悬枢、脊中；次两旁五穴，白环俞、中膂内俞、膀胱俞、小肠俞、大肠俞；又次两旁五穴，秩边、胞肓、志室、肓门、胃仓，五五合二十五穴，此下焦肾气之所输也。伏兔上各二行，少阴所发者五穴，横骨、大赫、气穴、四满、中注；阳明所发五穴，气街、归来、水道、大巨、外陵，左右合二十穴，此肾之街也。阴之结于踝上各一行，行六，大钟、照海、复溜、交信、筑宾、阴谷，左右合成十二穴，此肾脉之下行也，名曰太冲。凡五十七穴，积阴之所聚，水之所客，灸之所宜也。

大风针方—百三十五

病大风，骨节重，须眉坠。刺肌肉为故，汗出百日；刺骨髓，汗出百日。凡二百日，须眉生而止针。

又方—百三十六

数刺其肿上，已刺气至，以锐针针其处，按出其恶气，肿尽

---

① 齘：《灵枢·热病》作"龂"。

乃止。常食方食，无食它食。

食戒一百三十七

病在筋，无食酸；病在气，无食辛；病在骨，无食咸；病在血，无食苦；病在肉，无食甘。口嗜而欲食之，不可多也。

天忌勿犯一百三十八

凡刺，察日之寒温，月之虚盛，四时气之浮沉，参伍相合而调之，勿犯其寒、其虚、其沉也。

六脱不刺一百三十九

精脱者耳聋；气脱者目不明；津脱者腠理开，汗大泄；液脱者骨痹，屈伸不利，色夭，脑髓消，胻酸，耳数鸣；血脱者，色白，夭然不泽；脉脱者，其脉空虚。

死，生，可治，易治，难治，难已，益甚，不治一百四十

形气有余，脉气不足死；脉气有余，形气不足生；形气相得，谓之可治；脉弱以滑，是有胃气，命曰易治；形气相失，谓之难治；色夭不泽，谓之难已；脉实以坚，谓之益甚；脉逆四时，谓之不治。

病脉相左一百四十一

病热脉静，泄而脉大，脱血而脉实，病在中而脉实坚，病在

外而脉不实坚，皆为难治。

六经终不刺—百四十二

太阳终者，戴眼反折，瘛疭，其色黑，绝汗乃出，出则死矣。少阳终者，耳聋，百节皆纵，目环绝系，绝系[1]一日半死，其死也，色先青，白乃死矣。阳明终者，口目动作，善惊妄言，色黄，其上下经盛，不仁则终矣。少阴终者，面黑，齿长而垢，腹胀闭，上下不通而终矣。太阴终者，腹胀闭，不得息，善噫，善呕，呕则逆，逆则面赤，不逆则上下不通，不通则面黑，皮毛焦而终矣。厥阴终者，中热嗌干，善溺，心烦，甚则舌卷，囊上缩而终矣。

察鱼际—百四十三

手鱼际之脉多青，胃中寒也；多赤，胃中热也；黑者，留久痹也；其有赤、有黑、有青者，寒热气也；其青短者，少气也。

望知—百四十四

两眉之间，薄泽为风，冲浊为痹，在地为厥。赤色出于两颧，大如拇指者，病虽愈，必卒死。黑色出于颜，大如拇指，不病亦必卒死。五色青黑为痛，黄赤为热，白为寒。色泽为吉，色壆为凶。五色并见为寒热。

---

① 绝系：据文义，疑衍。

天寿当知——百四十五

形充而皮肤缓者寿，形充而皮肤急者夭。形充而脉坚大者顺，形充而脉小弱者气衰，气衰者危；形充而颧不起者骨小，骨小则夭。形充肉䐃坚而有分者寿；形充而肉无分理不坚者肉脆，肉脆则夭。此天之立形定气，临病人决死生者所当知也。墙基卑，高不及其地者，不满三十而死；其有因加疾者，不及二十而死也。平人气胜形者寿，病而形肉脱。气胜形者死，形胜气者危。

面部主脏腑支局——百四十六

见于庭者，首面也；眉间以上者，咽喉也；眉间以中者，肺也；次下者，心也；直下者，肝也；肝左者，胆也；下者，脾也；方上者，胃也；中央者，大肠也；挟旁者，肾也；当肾者，脐也；面王以上者，小肠也；面王以下者，膀胱字子处也；颧者，肩也；后颧者，臂也；臂下者，手也；目内眦上者，膺乳也；挟绳而上者，背也；循牙车以下者，股也；中央者，膝也；膝下者，胻也；当胻以下者，足也；巨分者，股里也；巨屈者，膝髌也。此五脏六腑支局之部也。五脏五色之见者，皆出其部。骨陷者必不免于病也。其部色乘袭者，病虽甚不死也。面有内部，有外部。其色从外部走内部者，其病从外走内；其色从内部走外部者，其病从内走外。五色上行者，病亦甚；五色下行如云雾之散者，病方已。诸色兼黄者生，诸色失黄者死。

附：七传者死，间脏者生说——百四十七

《难经》：心病传肺，肺病传肝，肝病传脾，脾病传肾，肾病

传心。每句皆是七传，以天干配脏腑次而推之，第七位是胜已贼邪，故死。心传脾，脾传肺，肺传肾，肾传肝，肝传心，每句皆是间脏，亦以间一天干者为母子也。母子有相生之义，故云间脏者生。自有《难经》以来，传注皆悖，今特发之。七传者不治，间脏者视气血而调之。

附： 人有两死而无两生说——百四十八

《灵枢》云：人有两死而无两生，此言何谓也？盖云：二之为有两，不二为无两。人身气血判而为二，死之徒也；阴根于阳，阳根于阴，合而不二，生之徒也。

《针方》尊经集终

卷之四　旁通集

叙曰：郡邑之医，以药为政者，九十其徒；以针为政者，百难一二。然皆朝夕由之，而不察其所以然者也。今欲善与人同，莫若因其所明以通之。以药明针，亦一道也。于是作《旁通集》。

针药无二致一

药有汗、有吐、有下，有温、有凉、有补；针亦能汗、能吐、能下，能温、能凉、能补。今须顿悟得破针理药理，何物使之若此，又何以更无二致，方入妙境。

针药兼有二

药有气有味，有厚有薄，有升有降，有阴有阳，有入肝、入心、入脾、入肺、入肾之殊，为木、为火、为土、为金、为水之异。针有浮有沉，有疾有徐，有动有静，有进有退，有刺皮、刺脉、刺肉、刺筋、刺骨之殊，取井、取荥、取俞、取经、取合之异。针药二途，理无二致。

针药正治三

用药之道，升降浮沉则顺之，寒热温凉则逆之，治之正也；用针之道，正经自病则巨刺，正经不病则缪刺，亦治之正也。

针药并因于病四

药有轻剂、重剂、平剂、调剂，因病而为之轻重也；针有巨刺、缪刺、微刺、分刺，亦因病而为之浅深也。

针药短长五

药类始于《神农本经》，盖三百六十五种，延至于今时《本草》所载，通计一千八百九十二种，药何繁也。至于针，则九者而已，针何寡也。然有穷年积岁，饮药无功者，一遇针家施治，危者立安，卧者立起，跛者立行，是药之多，不如针之寡也。然针不难泻实，而难补虚，一遇尪羸，非饮之甘药不可。是针之补，不如药之长也。上工以神良自期，必两者通明而时出之，始为全技。

两不精良六

古昔良工，率针药并神，故名高一世。末世持针者不知针，用药者不知药，不能不为之太息。有如针家不明经之阴阳奇正，往来逆顺，穴之八法五门，四根三结，法之补泻迎随，疾徐进退，吾不知其何以为针。药家不审六经所宜，五脏所入，与夫升降浮沉、寒热温平、良毒之性，宣通补泻、轻重滑涩燥湿、反正类从之理，吾不知其何以为药。如是而欲治病，病何赖焉？

上古用针， 曲尽其妙七

病邪甚者，主以重剂，酌以大方；病邪微者，以平剂调之，药之正也。八法每以四针为主，以进退疾徐为轻重，亦针之正也。上古于轻邪小疾，用针犹有曲尽之妙。曰：病在皮肤无常处者，取以镵针于病所，镵针者，头大末锐，令无深入而阳气出也；病在分肉间者，取以圆针，圆针者，筒身圆末，其锋如卵，以泻肉分之气，令不得伤肌肉也；病在脉，少气，当补之以锃针，锃针者，身大末圆，如黍米之锐，令可以按脉勿陷，以致其气，使邪气独出，针于井荥合俞也。上古以此三针，刺微邪小疾，曲尽其妙者也。学者潜心体念，自然有得，义与轻调缓淡之剂，殊途共辙。

作用相符 八

药有单方，一药而主一病也。针有特刺，一穴而主一病也。用药寒之而不寒，则饮之寒水；用针刺热病者，亦先饮以寒水。用药温之而不热，则用乌附；用针者亦有燔针灼艾。针之与药，作用相符如此。

针药治同 九

药家热者寒之，寒者热之，实者泻之，虚者补之，陷下者升之；针家热则疾之，寒则留之，实则迎之，虚则随之，陷下则灸之。针药异途，治则同也。

针药自然之理 十

药之升阳者皆汗，沉阴者皆下，甘温者皆和，苦者皆涌泄，淡者皆渗利，辛者皆散，酸者皆收，咸者皆润，自然之理也。刺家补太阳、阳明则汗，泻阳明、太阴则下，调少阳、厥阴则和，补阴维则涌逆，泻阴跷则渗泄，摇动皆散，静留皆收，引而致之皆润，亦自然之理也。

针药犹兵 十一

药有小方不足以去病，故立重方。重方者，二方、三方合而一之也，此犹合从连衡，用众之兵也。针有特刺不足以去病，故主群刺。群刺者，原、别、根、结，合而刺之也。此犹守郊关，严险隘，穷搜大索之兵也。

针药勿过 十二

药有尽剂而病方去者，尽剂可也。有饮药未半而病已者，不必尽剂可也。针有尽法而病方去者，尽法可也。有小施针法而病即已者，不必尽法可也。盖药之过剂，针之过法，皆足以损人也。

针药再施 十三

用药病已，未久而复病者，再投之药；用针病已，未久而复病者，再施之针。

戒实实虚虚 十四

《伤寒例》云：桂枝下咽，阳盛则毙；承气入胃，阴盛乃亡。用药者之戒重实重虚也。五脏之气已绝于内，用针者反实其外；五脏之气已绝于外，用针者反实其内。如此而死者，医杀之耳。

用针者之戒实实虚虚也。

救实实虚虚十五

阳盛谬用桂枝者，急救以黄连解毒；阴盛谬用承气者，急救以附子理中。五脏之气绝于内，用针者反实其外，是谓重竭。重竭必死，其死也静，治之者辄反其气，取腋与膺。五脏之气绝于外，用针者反实其内，是谓重逆。重逆必死，其死也躁，治之者反取四末刺之。凡此救死之方，急施则生，缓之则死，针药之所同也。

针药审气十六

用药审气，辛热、辛温、辛凉，气之殊也。气类千端，不出三品，药家必审而用之。用针审气，经气、邪气、谷气，气之殊也。病态千端，候气施治，不出此三者，针家必审而调之。

针药保元十七

用药以元气为重，不可损伤，故峻厉之品不轻用，恐伤元气也；用针亦以元神为重，不可轻坏，五脏之俞不刺，恐伤元神也。

奉天时十八

春宜吐，夏宜汗，秋宜下，药之奉天时也；春亟治络俞，夏亟治经俞，秋亟治六腑，冬则闭藏，用药而少针石，针之奉天时也。

修人事十九

饮药者必远酒远色，去劳去怒，去厚味，所以修人事也；已刺者必勿内勿醉，勿劳勿怒，勿饥勿饱，亦所以修人事也。

针药调剂二十

药有刚有柔，刚剂佐之以柔，柔剂佐之以刚，刚柔相济，气血兼调者，药之正也；刺有阴有阳，审其阴阳，以别柔刚，阳病治阴，阴病治阳，定其血气，各守其乡。血实者宜决之，气虚者宜掣引之，皆气血兼调之意也。

以气为主二十一

用药以气为主，曰益气、曰正气、曰流气、曰清气、曰化气、曰降气，纷纷以气名汤者，气能统血，气治而血亦治也。用针者亦以气为主，曰候气、曰见气、曰得气、曰引气、曰致气、曰行气，谆谆以气立法者，气能运血，气和而血亦和也。故胃气绝者，药亦无功；候气不至者，针亦无所用也。

针药所长二十二

败血积于肠胃，留于血室，血病于内者也，必攻而去之，药之所长，针不得而先之也；败血蓄于经隧，结于诸络，血病于外者也，必刺而去之，针之所长，药不得而先之也。里有败血，用药者必佐以辛温；表有败血，用针者必佐以熨烙，理一也。败血得寒则凝，得热则散故也。

六经八法 二十三

用药治病，必分六经者，祖述仲景也。知之者取效甚捷，如能随症体验，敬慎勿失，则千人之杰也。用针治病，率由八法者，祖述汉卿也。奉之者立见神功，又能随证察理，不落暗昧，则万夫之雄也。

主脾胃重升阳 二十四

东垣用药，以脾胃为主。俗医但知其补益中气，而不知其妙于升阳。其用升、柴、羌、防等诸风药者，升清阳之气于地中也。盖天地之气一升，则万物皆生；天地之气一降，则万物皆殂。此其用升阳诸品深意也。故升阳益胃、升阳和中、升阳除湿、升阳散火、升阳举经、升阳调经、升阳益血，无往而非升阳云者，得升生之妙旨也。刺家用针，亦以脾胃为主，而重于升阳。曰：下手处，认水土作根基。水，肾也；土，脾胃也；作根基，亦为主也。曰：从阴引阳；曰：当补之时，从卫取气。曰：秋冬各致一阳。曰：陷下则灸之。是皆升阳之旨，先东垣而符者也。

针药方宜 二十五

丹溪用药，多以滋阴制火去湿为主。滋阴制火如二母、二冬、三黄、四物、龙荟、虎潜，补天益肾之类，谓滋阴则火自降也。去湿如二陈、二妙、四君、五苓，省风除湿之品，皆其日用常施之剂，非其偏也。谓东南卑湿之区，湿热为病，十居八九，方之所宜也。刺家用针亦有方宜，经曰：东方之域，天地之所始生也。其民食鱼而嗜咸，鱼者使人热中，咸者胜血，故其病皆为痈疡，其治宜砭石。南方者，天之所长养，阳之所盛，雾露之所聚也。其民嗜酸而食胕，故其病挛痹，其治宜微针。是皆地势使然，方之所宜一[①]也。

明热俞五十九穴二十六

刘完素用药，以火热立论，其主通圣散一方，以治风热，甚为周匝无间。方内用防风、麻黄以解表，风热之在皮肤者，得之由汗而泄；用荆芥、薄荷以清上，风热之在巅顶者，得之由鼻而泄；大黄、芒硝，通利药也，风热之在肠胃者，得之由后而泄；滑石、栀子，水道药也，风热之在决渎者，得之由溺而泄；热淫于膈，肺胃受邪，石膏、桔梗，清肺胃也；而连翘、黄芩，又所以却诸经之游火；热伤于血，阴脏失荣，川芎、归、芍，益阴血也；而甘草、白术，又所以和胃气而调中。人知刘守真长于治热如此，而不知其得之《素问》热病五十九刺者深也。《刺热论》曰：头上五行，行五者，以越诸阳之热逆也；大杼、膺俞、缺盆、风门，此八者以泻胸中之热也；气冲、三里、巨虚、上下廉，此八者以泻胃中之热也；云门、髃骨、委中、髓空，此八者以泻四肢之热也；五脏俞旁五，此十者以泻五脏之热也。凡此五十九穴者，皆热之左右也。上古刺热病之方，如此周悉，刘守真立通圣散一方，实与五十九刺争美，无亦私淑其旨而得之深乎？不然，何若符节之相契也。

---

① 一：疑衍。

明水俞五十七穴二十七

《内经·水论》云：水病下为胕肿大腹，上为喘呼，不得卧者，标本俱病。后世用药治之，有主脾胃者，则用健脾分水之品；又审其为阴水者，主行水温经之品；审其为阳水者，主行水清热之品，此治水之正传也。正治不愈，鲜不束手待毙矣！《内经》治水五十七穴论曰：肾俞五十七穴，积阴之所聚，水之所从出入也。尻上五行行五者，此肾俞，水气之所留也。伏兔上列于少腹者各二行，行五者，此肾之街也。踝上各一行，行六者，此肾脉之下行也，名曰太冲。凡五十七穴，皆脏之阴络，水之所客也。刺家群五十七刺而刺之，则水出而经气太泄，亦必九十不救。良工主以灼艾，则阴水虽凝结，犹得丽日东风，宇宙喧和，无不泰之物矣。

药有炮炙，针有作用二十八

明医治病，必主官方。方必君臣佐使，药必精良炮炙。欲其入血，则炮以酒；欲其行痰，则炮以姜；欲其入肝，则炮以醋；欲其入肾，则炮以盐，此一定之法也。刺家定其经穴，则官方也；穴有阴阳配合，则君臣佐使也；穴得其正，则精良也；刺合于法，则炮炙也。故循扪以摄气，弹怒以致血，爪下以取荣，伸提以及卫，皆作用之法也。针之有作用，犹药之有炮炙也；不知作用者，用生药之医也；穴失其正者，药未精良也；不知阴阳配合者，方之无君臣佐使也。

作用同方二十九

动、退、空、歇、迎、夺、右，皆泻也，犹方之青龙、白虎、陷胸、承气，有泻而无补也。推、纳、进、搓、随、济、左，皆补也，犹方之益气、养荣、八珍、十全，有补而无泻也。训义在《标幽赋》中。

针药阴阳反佐三十

仲景白通汤，回阳之药也。以人尿、猪胆汁与姜附同方者，用之反佐，与阴气相求，而成回阳之功也。刺寒厥者二阳一阴，亦此意也。河间桂苓甘露饮，治暑之剂也。以桂心与三石、四苓同方者，用之反佐，与阳气相求，而成清暑之功也。刺热厥者二阴一阳，亦此意也。

针药有序三十一

张长沙治伤寒，必先治其表，然后治其里；李明之治内伤，必先化其滞，然后补其中；疡医治疮毒，必先去其腐，然后生其新，必先溃其脓，然后补其气。若失其先后之宜，不惟治之无功，害且随之矣。刺家亦有先后之序，阳先病者先刺其阳，阴先病者先刺其阴，失其先后之宜，亦无功而有害。慎之！慎之！

针药不治三十二

善药者，必察病人形气色脉，而后用药。药当病情而不验者，脾胃气绝，而药不为之运化也；善针者，亦必察病人形气色脉，而后下针。针当病情而无功者，经气败绝，而候之不至也，均之不治之疾也。

针药待时已病三十三

药有一剂知、二剂已者，新病也，外感有余之邪也。有以岁月见功者，虚邪也，内生不足之疾也。针之所长，亦长于有余之实邪耳。至于脏气不足，亦必饮以甘药，待时而已可也。

不知医三十四

世人饮药百剂，不见寸功，而犹饮药不已者，喻之饮药者众也。有一人喻之针有神功，必缩颈吐舌者十九，此由知针者寡，又耳目未尝与神良之徒相习也。以丹溪之贤，不远千里而访东垣，适东垣物故，录东垣手集之书而归，但采其方药辨论，而尽弃其用针。此犹学仲尼者，得其一体，以为至足耳。或以大成之医誉丹溪，非惟不知丹溪，抑亦不知医也。

因病制宜三十五

以药取汗者，必拥覆其身，以药主吐者，必坚束其腹；上体病者后食而药，下体病者先食而药；肤病者昼服，骨病者夜服，皆因病而制宜也。针家刺热病者，如手探汤，疾也；刺寒清者，如人不欲行，留也；刺虚者刺其去，刺实者刺其来；刺上关者㰦不能欠，刺下关者欠不能㰦；刺犊鼻者屈不能伸，刺内关者伸不能屈；病高而内者取之阴陵泉，病高而外者取之阳陵泉；阴有阳疾者取之下陵、三里，亦因病而制宜也。

针药不可为三十六

仲景不治两感之伤寒，非短于药也；医和不驱二竖于膏肓，非短于针也。病在不可为，即针药神良，亦无可恃也。三仁不能以存殷，二义不能以匡汉，皆是物也。

针药可为三十七

卢扁刺维会，而起虢太子之尸厥；华佗刮肢骨，而疗关壮缪①之镞毒。针药固神良，而事机亦可为也。

药审三因三十八

言用药治病，必详审病之三因。三因者，外因、内因、不内外因也。风、寒、暑、湿、燥、火，六气伤人为外因；喜、怒、忧、思、悲、恐、惊，七情致病为内因；跌扑损伤、瘤气、结核、痈肿为不内外因。用药者必详审何因为病而施治也。

针惟揆一三十九

针惟揆一者，不问风，不问寒，不问暑、湿、燥、火、七情、内伤、跌扑、瘤核、痈肿等因，只问病在何经，察其寒、热、虚、实而施针治，在乎明阴阳、顺逆、补泻而已。今以揆一之法明著

---

① 关壮缪：即关羽。壮缪是宋高宗追赠给关羽的封号。

于后，示人以八法为宗，如轨如型，如章如程，的鹄一途，左右逢源，无难起之疾矣。

揆八法一_{四十}

药家有问病发药者，刺家问病施针，亦其事也。有如病人脊强反折，奇经督脉为病也；病人头如破，目似脱，项如拔，脊如僵，腰似折，髀不可以曲，腘如结，腨似裂，足小指不用，目黄泪出，衄血身热，足太阳①膀胱经受病也；病人阴缓而阳急，奇经阳跷为病也；病人嗌痛颔肿，不可回顾，肩似拔，腰似折，耳聋，目黄，颊肿，颈颔、肩臑、肘臂外后廉皆痛，手小指不用，手太阳小肠经受病也。此四经受病，不问风寒暑湿燥火，杂揉相协，揆之八法，宜刺后溪、申脉。以后溪二穴，手太阳所发，通乎督脉；申脉二穴，足太阳所发，通乎阳跷。四穴并刺，上下交通，四经之所过者，无不去之疾。吾尝例之于麻黄、桂枝、葛根、青龙，信不虚矣。

揆八法二_{四十一}

有如病人腰腹纵，溶溶如囊水之状，若坐水中，奇经带脉受病也；病人口苦耳聋，胁痛不能转侧，寒热往来，善太息，面微尘，体无膏泽，头痛，耳前后痛，目锐眦痛，缺盆中肿痛，腋下肿，马刀侠瘿，汗出振寒，胸胁肋、髀膝外至胫、绝骨外踝前及诸节皆痛，足小趾、次趾不用，此足少阳胆经受病也；病人溶溶不能自收持，为病苦寒热，奇经阳维为病也；病人耳聋，浑浑焞

---

① 太阳：底本作"大肠"，据文义改。

焞，嗌肿喉痹，汗去，目锐眦痛，颊痛，目①后肩臑、肘臂皆痛，手小指、次指不用，此手少阳三焦经受病也。此四经受病，不拘六气杂揉，协邪为患，揆之八法，宜刺临泣、外关。以临泣二穴，足少阳所发，通乎带脉；外关二穴，手少阳所发，通乎阳维。四穴并刺，表里皆和，四经之所属者，宜无留疾。吾尝例之三化、双解、大小柴胡、通圣、温胆诸方，信非谬矣。

揆八法三四十二

有如病人气逆而里急，此奇经冲脉为病也；病人舌本强痛，食呕不下，胃脘痛，腹胀善噫，得后与气则快然如衰，身体皆重，不能动摇，烦心，心下急痛，便溏，瘕泄，水闭，黄疸，不能卧，强立，股膝内肿，足大趾不用，此足太阴脾经受病也；病人洒洒然振寒，善伸数欠，颜黑，病至则恶人与火，闻木声则惕然而惊，心欲动，独闭户牖而处，甚则欲升高而歌，弃衣而走，贲响腹胀，狂疟温淫，汗出，鼽衄，口㖞唇胗，颈肿喉痹，大腹水肿，膝髌肿痛，膺、乳、气街、股、伏兔、胻外廉、足跗上皆痛，足中趾不用。气盛则身以前皆热，消谷善饥，溺色黄，不足则身以前皆寒栗，寒则胀满，此足阳明胃经受病也；病人怅然失志，善心痛，奇经阴维为病也；病人手心热，臂肘挛急，腋肿，甚则胸胁支满，心中澹澹大动，面赤，目黄，喜笑不休，烦心，心痛，此手厥阴心主受病也。此五经受病，不拘六气七情，揆之八法，宜刺公孙、内关。以公孙二穴，足太阴所发，通乎冲脉，络足阳明；内关二穴，手厥阴所发，通乎阴维。四穴并刺，针气一行之后，三焦快然，凡五经之病，无不除治。吾尝例之泻心、凉膈、大小陷胸、

---

① 目：《灵枢·经脉》作"耳"。

调胃承气诸方者，以验之者素也。

揆八法四_{四十三}

有如男子内结七疝，女子带下瘕聚，皆奇经任脉为病也；病人肺作胀满，膨膨而喘咳，缺盆中痛，甚则交两手而瞀，上气喘渴，烦心胸满，臑臂内前廉痛，掌中热，气盛有余则肩背痛风寒，汗出，中风，小便数而欠，气虚则肩背痛寒，少气不足以息，溺色黄变，卒遗失①，此手太阴肺经受病也；病人阳缓而阴急，奇经阴跷为病也；病人饥不欲食，面如漆紫，咳吐有血，喝喝而喘，坐而欲起，目䀮䀮如无所见，心如悬若饥，气不足则善恐，心惕惕如人将捕之，口苦舌干咽肿，上气嗌痛，烦心，心痛，黄疸，肠澼，脊股内后廉痛，痿厥嗜卧，足下热而痛，此足少阴受病也。凡此四经受病，不拘外感诸邪，内伤六欲，揆之八法，宜刺列缺、照海。以列缺二穴，手太阴所发，通于任脉；照海二穴，足少阴所发，通于阴跷。四穴并刺，针气一行之后，四经所历之处，病无不去，气无不和。吾尝例之三黄、二母、犀薄甘桔诸方者，以验之者非一日也。

八法内训_{四十四}

以上八法，主治新病、实邪、阳邪，下针宜泻，效亦立见。有不应者，加之循摄爪切，反复搓捻提按，病去而后出针。久病、虚邪、阴邪，下针宜补。有不应者，加以熨烙、燔针、灼艾，可以收全功。经曰：盛则泻之，虚则补之，热则疾之，寒则留之，

---

① 遗矢：遗屎，底本作"遗失"，据文义改。

陷下则灸之，不盛不虚，以经取之，正此之谓。

八法外训四十五

按八法八穴者，以其通乎奇经八脉也。在手部不及阳明大肠经及少阴心经，在足部不及厥阴肝经者，非缺也。列缺本络手阳明，心主犹之乎心，又肝肾之邪同一治，皆不及之及也。

附：修《金针赋》

东垣著《内外伤辩》，救认证之谬也；丹溪作《局方发挥》，救用方之失也；崑虑针之弊①于末世久矣，乃仿二贤之救失，修《金针赋》如下方。

金针赋共二十四条一

赋云：手足三阳，手走头而头走足；手足三阴，足走腹而胸走手。逆之者为泻，为迎；顺之者为补，为随。

候气议二

男子之气，早在上而晚在下，取之必明其理；女子之气，早在下而晚在上，用之贵及其时。午前为早，为阳；午后为晚，为阴。男女上下，平腰分之。此亦无根之言，不必拘此。

裁赋下针法三

下针之法，先须循摄孔穴，以左手大指爪甲按而重切之，次

---

① 弊：底本作"敝"，据文义改。

以右手食指弹二三十下，令穴间赤起，经所谓"弹而怒之"是也。次令咳嗽一声，以口内温针，随咳而下，徐徐捻入。初至皮部，名曰天才；少停进针，刺至肉分，名曰人才；又停进针，刺至筋骨之间，名曰地才；就当捻转，再停良久，退针至人才之分，待气沉紧，倒针朝病，进退往来，疾徐左右，因病而施。

针知四

气速效速，气迟效迟，死生贵贱，针下皆知。贱者硬而贵者脆，生者涩而死者虚，气①之不至，必死无疑。

浅深五

法在浅则用浅，法在深则用深。

赋传补泻议六

赋云：补泻之法，妙在呼吸手指。男子者，大指进前左转，呼之为补，退后右转，吸之为泻，提针为热，插针为寒；女子者，大指退后右转，吸之为补，进前左转，呼之为泻，插针为热，提针为寒。左与右有异，胸与背不同，午前者如此，午后者反之。

嗟夫！补泻之法，经有随济迎夺，推纳动伸之论，至善至当。独奈何男子者大指进前左转为补，退后右转为泻？提针何以为热？插针何以为寒？男女何以各异？左右何以相殊？胸背何以更别？早暮何以背弛？不知男女无二道，左右无二理，胸背无二因，早暮无二法。假令谬妄者曰：人参补男而泻女，巴豆泻左而补右，芩②连凉胸而热背，桂附朝温而暮寒，不知人亦信之乎？针学不

---

① 气：《针灸聚英》作"候"。
② 芩：底本作"苓"，据文义改。

明，何以异此。

赋传左捻气上，右捻气下议七

赋云：欲气上行，将针左捻；欲气下行，将针右捻。

不知此法施之于左乎？施之于右乎？左右胸背，男女早暮，亦复相异乎？借曰相异，则与前法乱矣！借曰无异，则与前说悖矣！起赋者于九原，不知何以应我？

使气八

按之在前，使气在后；按之在后，使气在前。

此妙。

补泻九

补者，一退三飞，真气自归；泻者，一飞三退，邪气自避。

三飞，三进气也。

不足有余十

补则补其不足，泻则泻其有余。有余者，为肿、为痛，曰实；不足者，为痒、为麻，曰虚。

通经接气十一

赋云：关节阻涩，气不过者，以龙虎龟凤通经接气之法，驱而运之，仍以循摄爪切，无不应矣。

飞经走气四法议十二

赋云：若夫过关过节，催运经气，用飞经走气之法。一曰青龙摆尾，如扶船舵，不进不退，一左一右，慢慢拨动。二曰白虎摇头，似手摇铃，进方退圆，兼之左右，摇而振之。三曰苍龟探穴，如入土之象，一退三进①，钻剔四方。四曰赤凤迎源，展翅之仪，入针至地，提针至天，候针自摇，复进其原，上下左右，四围飞旋。

此四法之说，不出《素问》"摇大其道"一句，谓摇大孔穴之道，令病邪出之易耳。今谓用之飞经走气，谬矣！盖由摇泄孔穴，经气大虚，为麻为痒，随经而见，遂以为飞经走气耳。且经气流行，无一息之停，特为病邪作实，滞塞不通，因而为患。针家摇大其道，泄去病邪，通其滞塞，稍觉麻酸，或随经而汗，则经气复通，而四体康矣。其实，经何尝飞，气何尝走耶？故谓之通经接气则当，谓之飞经走气则愚。其循摄爪切，皆所以散沉痼之邪。以病邪久留关节，故以指循环其间，按摄其上，爪摇其经，切掐其陷，所以竭其匿伏之邪，兵家搜山穷穴之技也。

出针十三

出针之法：病势既退，针气微松；病未退者，针气如根，推之不动，转之不移，皆为邪气吸拔其针，乃真气未至，不可出之。出之其病即复，再须补泻，停以待之，直候微松，方可出针豆许，摇而停之。补者吸之去疾，其穴急扪；泻者呼之去徐，其穴不闭。故曰：下针贵迟，太急伤血；出针贵缓，太急伤气。

八诀训义十四

一曰烧山火，治顽麻冷痹，先浅后深，用九阳而三进三退，慢提紧按，热至紧闭，插针除寒之有准。

谓之烧山火者，回阳之针方也。其义何以明之？盖顽麻，虚

---

① 一退三进：底本作"一进三退"，据《针灸大全》载《金针赋》改。

也；冷痹，寒也。先浅后深，推而纳之，补之类也。九，阳数也，用九阳而三进三退。针之搓捻者疾也，疾则生热，喻之钻燧，急则生火也。慢提紧按，有鼓橐之象，有如针下生热，则所鼓者，如大块之鼓熏风，四大皆热，故曰烧山火。然此施之气血未败之夫则宜；如尪羸气弱者，不若投以甘剂，继之灼艾，为万全也。

次二十五

二曰透天凉，治肌热骨蒸，先深后浅，用六阴而三出三入，紧提慢按，徐徐举针，退热可凭，皆细细搓之，去病准绳。

谓之透天凉者，生阴之针方也。其义何以明之？盖肌热，阳胜也。骨蒸，阳邪乘虚至骨而蒸也。先深后浅，引而出之，泻之类也。六，阴数也，用六阴而三出三入，针之搓捻者徐也，徐则生和，喻之扬汤，徐能止沸也。紧提慢按，亦鼓橐之象。有如针下清和，则所鼓者，如大块之鼓清风，四大皆清，故曰透天凉。然必徐徐细细者，欲和而不欲躁急也，此施之外邪致病者尤验。若内生虚热，当必佐以益阴之剂为宜也。

次三十六

三曰阳中隐阴，先寒后热，浅而深之，以九六之法，则先补后泻也。

阳中隐阴，以法言也。邪气先并于里，则先寒；后并于表，则后热。浅而深之，由浅入深，补之类也。先九后六，先补后泻，自释其文也。

次四十七

四曰阴中隐阳，先热后寒，深而浅之，以六九之方，则先泻后补也。

阴中隐阳，以法言也。邪气先并于表，则先热；后并于里，则后寒。深而浅之，由深出浅，泻之类也。先六后九，先泻后补，自解其义也。

并结十八

补者直须热至，泻者务待寒侵。犹如搓线，慢慢转针，法宜浅则用浅，法宜深则用深。二者不可兼而紊之也。

次五十九

五曰子午捣臼，水蛊膈气，落穴之后，调气均匀，针行上下，九入六出，左右转之，千①遭自平。

子午捣臼，以法言也。阳生于子，阴生于午，丹家用此二时，捣和药物于窝臼之中，欲诸品调匀，法以千杵为率。水蛊膈气，阴阳愆和之所致也。用针落穴之后，调摄阴阳二气，使之均匀。针之所行于上下者，九入六出，左右转之千遭，则气血均调，如子午捣臼，调匀药物，于水蛊膈气乎何有？

次六二十

六曰进气之诀，腰背肘膝痛，浑身走注疼，刺九分，行九补，卧针五七吸，待气上下，亦可龙虎交战，左捻九而右捻六，是亦住痛之针。

进气，进阳气也。走注疼痛，阴邪壅塞为患也。动者为阳，故无问左与右，九与六，皆可以住痛移疼，喻之风波摧荡，无问

---

① 千：《针灸大全》所载《金针赋》作"十"。

东与西，雨与旸①，皆足以冲壅去塞也。

次七二十一

七曰留气之诀，痃癖癥瘕，刺七分，用纯阳，然后乃直插针，气来深刺，提针再停。

留气，留阳气也。痃癖癥瘕，阴寒所凝，故聚阳气以胜之，亦东风解冻之意。

次八二十二

八曰抽添之诀，瘫痪疮癞，取其要穴，使九阳得气，提按搜寻，大要运气周遍，扶针直插，复向下纳，回阳倒阴。

丹家有抽添之说，谓抽减其魄，添增其神，渐次成丹也。此欲针气回阳倒阴，渐次就安，因以名诀。

并结二十三

指下玄微，胸中活法，一有未应，反复再施。

久患偏枯　通经接气　定息寸数议二十四

赋云：久患偏枯，通经接气之法，已有定息寸数。手足三阳，上九而下十四，过经四寸；手足三阴，上七而下十二，过经五寸。

夫久患偏枯，虚寒证也。先宜以甘药温补，然后施针。通其经脉，接续正气，病可使瘳。今言在手足三阳经，上身者须候九息，下身者须候十四息，而经气通行，可过四寸；在手足三阴经，上身者须候七息，下身者须候十二息，可过经五寸。然此说前古

---

① 旸（yáng，洋）：晴天。

未有，又无至理可根，谓之杜撰可也。盖人禀阴阳太少之气不等，有针方落穴，不待旋转而气即行，病即去者；有纳针之后，百搓千捻，竭其手法，而气方行，病方去者；有出针之后，经气始行，病始去者。良以阴阳、太少、虚实不同，故令功验亦早暮不等。《灵枢》之论昭昭也。恶用杜撰穿凿为。

《针方》^① 旁通集终

---

① 针方：底本无，据本文体例补。

卷之五　纷署集

叙曰：人身头面肢体，部穴不同，经传所署，何纷纷也？然，或得之针，或得之灸，以去疾即安纪为妙义。文之委琐，胥不足陋。语曰：一曲之言，大方不弃，作《纷署集》，列于下方，针灸同法。

头直鼻中发际，旁行至头维，凡七穴第一每穴各开一寸五分

神庭一穴，主身反，吐舌，癫痫，目上视不识人，鼻流清涕，目出冷泪，头痛，喘喝。

曲差二穴，治雷头风，头疼，身热汗不出，眼视不明，衄衃，鼻塞，鼻疮，顶肿，心烦。

本神二穴，主目眩项强，惊痫，呕吐涎沫，胸胁相引不得转侧，偏风。

头维二穴，主头痛如破，目痛如脱，眼赤目睭，乘风流泪，视物小明。

头直鼻中，入发际一寸，循督脉，却行至风府，凡八穴第二

上星一穴，主头风面肿，鼻渊，鼻塞无闻，时生息肉，目眩睛痛，口鼻出血不止。宜出血，以泄诸阳热气。

囟会一穴，主头风头疼，脑虚衄血，面赤暴肿，头皮肿，颜

青目眩，鼻塞不闻香臭，惊痫，目上视不识人，风热上攻，宜出血。小儿囟未合者禁刺。

前顶一穴，主头风目眩，面赤肿痛，惊痫，鼻流清涕，鼻塞鼻痔。

百会一穴，主头风中风，言语蹇涩，口噤不开，半身不遂，心烦，惊悸健忘，精神恍惚，痎疟，脱肛，风痫，青风心风，身反羊鸣，悲哭妄言，发时即死，汗出，吐沫而呕，面赤脑重，鼻塞，头痛目眩，食无味，百痛绝阳。虢太子尸厥，扁鹊取三阳五会，有间，太子苏，盖此穴也。唐高宗风眩头重，目不能视，秦鸣鹤为之刺头出血而愈，亦此穴也。

后顶一穴，主头项强急，恶寒，风眩目䀮，额颅痛，历节汗出，狂癫不卧，痫发瘈疭，头风偏痛。

强间一穴，主头风头痛，目眩脑旋，烦心，呕吐涎沫，项强，狂走不卧，目中冷泪。

脑户一穴，主面赤目黄，面痛，头重肿痛，瘿瘤。禁不可深刺妄灸。

风府一穴，主中风，舌缓不语，振寒汗出，身重恶寒，头重如石，项急不得回顾，目眩，鼻衄，咽痛，头中百病。

头直挟督脉各一寸五分，却行至玉枕，凡十穴第三足太阳经

五处二穴，主脊强反折，瘈疭癫疾，偏头风，鼻塞，时时嚏不已，目昏，目上戴不识人，内障，头生疮疥，宜三棱针出血。

承光二穴，主鼻塞不闻香臭，口㖞风眩，头痛，呕吐心烦，鼻多清涕，目生白膜。

通天二穴，主颈项难转，鼻中塞闷，偏风口㖞，鼻多清涕，衄血，头重旋晕，尸厥，喘息，项有大气，瘿瘤。

络却二穴，主青①风内障，目无所见，头旋耳鸣，狂走，瘛疭，恍惚不乐，腹胀。

玉枕二穴，主脑风，目如脱，项如拔，不可左右顾，风眩头寒，多汗，鼻窒不闻。

头直目上入发际五分， 却行至脑空， 凡十穴第四足少阳经

临泣二穴，主中风不识人，目眩目疼，内障白翳，多眵泪，鼻塞渊涕，目外眦痛，惊痫反视，枕骨合颅痛。

目窗二穴，主头面浮肿，旋眩，眦痛，目视不明，头痛寒热，汗不出，恶寒。

正营二穴，主目眩，牙疼，唇吻强急，头项偏痛，龋齿。

承灵二穴，主脑风头痛，恶寒鼻塞，衄衊，喘息不利。

脑空二穴，主脑风头痛，目瞤眩瞑，项强不得回顾，心悸癫风，劳疾羸瘦。

头缘耳上， 却行至完骨， 凡十二穴第五

天冲二穴，主偏头风，头角痛，癫风强痉，牙龈肿，善惊恐。

率谷二穴，主偏正头风，脑两角强痛，头重，痰气膈痛，酒风，肤肿，烦闷，胃寒呕吐，目痛。

曲鬓二穴，主颔颊肿，引牙车不得开，急痛，口噤不能言，颈项不得顾，脑两角痛，为癫风引目眇。

浮白二穴，主寒热喉痹，耳鸣无闻，齿痛，颈强，生痈，瘿气，胸满不得息，肩背痛，咳逆痰沫。

---

① 青：底本作"清"，据文义改。

窍阴二穴，主四肢转筋，手足烦热，头痛如锥刺，不可以动，中风语言蹇涩，咳逆，喉痹，项强，颌痛，口苦，厉鼻，管内生疽，耳鸣目痛，项毒瘿气，痈疽发厉，热病汗不出，舌强，胁痛，骨蒸劳热。《难经》曰：髓会绝骨。一云：非悬钟也，当作枕骨。于理尤胜。

完骨二穴，主头面肿，眼蜗口僻，耳鸣，项肿，牙车急，耳后痛，喉痹，齿龋，烦心，小便黄赤，足痿不收，癫疾。

头后发际， 中央旁行， 凡五穴第六

哑门一穴，禁不可灸。治舌强失音，诸阳热盛，鼻衄不止，头痛，项脊强，反折瘈疭。

天柱二穴，主肩背痛，目瞑视，鼻不知香臭，头项筋急，不能回顾，偏正头风，头旋脑痛。

风池二穴，主洒淅寒热，汗不出，头痛，头眩目晕，偏正头风，颈项强急，腰背伛偻，目赤衄衄，痫疟中风，气塞涎上，不语昏危，瘿气，不能发汗。

背自第一椎， 循督脉行至脊骶， 凡十三穴第七

大椎一穴，治五劳七伤，骨蒸发热，盗汗，痃疟，气疰，颈项不能回顾，背膊拘急，咳嗽，瘰疬，诸虚潮热。

陶道一穴，主痃疟，寒热洒淅，脊强烦满，汗不出，头重目瞑，瘈疭，恍惚不乐。

身柱一穴，主腰脊痛，癫痫瘈疭，妄见妄言，咳嗽哮喘，小儿惊痫。

神道一穴，主伤寒发热，头痛，往来痃疟，恍惚悲愁，健忘

惊悸，小儿风痫背反。

灵台一穴，禁灸，古无治法。

至阳一穴，主腰脊痛，胃中寒，不能食，胸胁支满，羸瘦，背中气上下行，腹中鸣，寒热解㑊，四肢酸痛，少气难言，卒疰攻心。

筋缩一穴，主癫疾狂走，脊膂强痛，目反视，痫病多言，心痛，寒热进退，四肢拘挛。

脊中一穴，禁灸。治风痫癫邪，黄疸，腹满不嗜食，五痔便血，温病，积聚下利，小儿疳疾，脱肛。

悬枢一穴，治腰脊强痛，不得屈伸，积气上下，水谷不化，下利，腹中留疾①。

命门一穴，主肾虚腰痛，目眩不明，头痛身热，痎疟，腰腹相引痛，骨蒸五脏热，男子遗精，女子赤白带下，小儿发痫，张口摇头，角弓反折。

阳关一穴，主膝外不可屈伸，风痹不仁，筋挛不行。

腰俞一穴，治腰脊痛不可俯仰，温疟无汗，足痹不仁，伤寒肢热不已，女人月闭，溺赤。

长强一穴，治九般痔瘘，脏毒，大便洞泄，小便不通，五淋，蜃食下部，头重颤摇，腰偻脊痛，狂病，小儿囟陷，惊痫瘛疭，呕血，惊恐失神，瞻视不正。

背自第一椎两旁挟脊各一寸五分，下至节，凡四十四穴第八

大杼二穴，主伤寒汗不出，头痛项强，脊痛身热，振寒，目眩瘛疭，疟疾，喉痹烦满，劳气咳嗽，胸中郁热，腹痛烦满，里

---

① 疾：据文义，疑作"积"。

急，癫痫身蜷。经曰：骨会大杼，宜主骨痿骨蒸。东垣曰：五脏气乱于头，取之天柱、大杼，不补不泻，以导气而已。

风门二穴，主伤寒项强目眩，胸中热，呕喘背痛，腠理不密易受风寒，咳嗽喷涕不已，鼻流清水。若腠密玄府不泄，取是穴频刺，泻去热气，背永不发痈疽。

肺俞二穴，主瘰疬，劳热骨蒸，痰饮嗽喘，呕吐，支满，背偻，肺中风，偃卧，胸满短气，不嗜食，五劳七伤，盗汗，久嗽不愈，肺胀，腰背强痛，食后吐水，黄疸，瘿气，小儿龟背。

心包俞二穴，治气逆呕吐，心痛，留结烦闷。古缺治。

心俞二穴，主心风，狂走，虚惊，夜梦失精，盗汗，偃卧不得倾侧，痫癫悲泣，闷乱烦满，呕吐不食，咳血吐血，鼻衄，暗塞不言，黄疸，丹毒，健忘，小儿心气不足，数岁不语。

膈俞二穴，主心痛，周痹，吐食反胃，胸满咳逆，呕吐痰饮，食不下，胁痛腹胀，水肿积癖，喉痹，胃脘当心痛，四肢怠惰，嗜卧身重，自汗盗汗，热病汗不出。一方云：心生血，肝藏血，此穴居于心肝二俞之间，故为血会，血病宜主此。

肝俞二穴，主肝中风，踞坐不得低头目，额青胁痛不得息，目眩泪出，吐血，咳逆口干，疝气，小腹痛，多怒，衄血，鼻酸，雀目夜眩，生翳，筋寒，热痉筋急，胁下与脊相引而反折，转筋入腹将死，目上视，黄疸，惊狂，癥瘕痃满。

胆俞二穴，主头痛振寒，汗不出，胆热多睡，胆寒不寝，眠中涕泪交流，口苦舌燥，咽痛目黄，胸胁急痛胀满，不得卧，呕无所出，食不下，骨蒸劳热。

脾俞二穴，主多食身瘦，黄疸，胁下满，泻利，体重怠惰，疟癖积聚，腹痛，痰疟寒热，水肿，气胀引脊痛，喜欠，不嗜食。

胃俞二穴，主中湿霍乱，胃寒腹胀，不进饮食，胃热结胸心疼，多食羸瘦，不生肌肉，胸胁满，目不明。

三焦俞二穴，窦氏①禁灸。主脏腑积聚胀满，羸瘦，不能饮食，吐逆飧泄，肠鸣，目眩头痛，肩背痛，腰脊强，不能俯仰。

肾俞二穴，主肾脏虚寒腰疼，遗精白浊，羸瘦面黑，耳鸣及聋，头重目昏，足胫酸疼，四肢淫泺，洞泄，食不化，心腹满，两胁满，小腹急胀，少气，身肿如水，膝胫中寒，消渴，五劳七伤虚惫，妇人赤白带下，月经不调，下元虚损，子户中寒。一方云：植杖度之，与脐平是穴。

大肠俞二穴，主中燥，大小便不通，肠澼，泄利不止，肠鸣引腰脊痛，腹胀，绕脐疞痛，多食身瘦，洞泄，脊强不能俯仰。

小肠俞二穴，主大小肠寒热，疝气，小便赤涩淋漓，小腹胀满疞痛，大便脓血，泄利下重，五痔疼胀，三焦津液少，口渴不可忍，妇人带下。

膀胱俞二穴，主风劳脊强腰疼，小便赤涩，遗溺，小腹满，大便难，足腨拘急，不能屈伸，脚膝无力，阴疮，女人癥瘕，月事不调。

中膂俞二穴，主赤白痢，肾虚消渴，腰脊强不能俯仰，腹胀胁痛，肠冷疝痛，汗不出。

白环俞二穴，主夜梦鬼交，遗精劳损，虚风腰脊髋骨不利，筋挛痹缩，虚热无汗，大小不利，脚膝不仁。

上髎二穴，主偏风腰膝冷痛，不能起跪，鼻衄寒热，大小不利，呕逆，男子阳痿，妇人绝嗣，阴挺不收。

次髎二穴，主腰痛不得转摇，疝气偏坠，痛引阴器，足清不仁，背膝寒，肠鸣注泄，小便淋沥，胸中坚胀，妇人赤白带下。

中髎二穴，主腰痛，大小便难，腹胀下利，淋沥滑泄，男子五劳七伤六极，妇人绝子带下，月事不调。

---

① 氏：底本无，据卷一《神照集》补。

下髎二穴，主腰痛不能转侧，大小便不利，寒湿内伤，肠鸣注泄，便血，妇人漏下苍汁，阴中痛引小腹。

会阳二穴，主腹中寒热冷气，泄利不止，久痔，肠澼下血，阳气虚乏，阴汗时出。

背自第二椎两旁挟脊各三寸， 行至二十一椎下， 凡二十八穴第九

附分二穴，主风寒客于腠理，肩背拘急，颈项强痛不得回顾，肘臂不仁。

魄户二穴，主三尸走注，肩膊痛，咳逆上气，呕吐烦满，虚劳喘痿①，颈项强急不得回顾，体热百节痛，夜梦鬼交。

膏肓二穴，《针经》未有，唐真人孙思邈始指，无所不疗。考在《神照集》。

神堂二穴，主多梦虚惊，狂走，肩脊强急，不可俯仰，胸腹满，洒淅寒热，气逆上攻，时噎。

譩譆二穴，主劳损不得卧，背闷气满，腋胁拘急，目眩，鼻衄，膈胀，胸中痛，气逆，肩膊内痛不得回顾，大风汗不出，温疟寒热。

膈关二穴，主背痛恶寒，脊强难以俯仰，饮食不下，呕哕吐涎，胸中噎②闷，大便不节，小便黄。

魂门二穴，主尸厥走注，胸背引心痛，食饮不下，浑身筋挛骨痛，体热劳嗽，气不升降，腹中雷鸣，大便不节，小便黄赤。

阳纲二穴，主肠鸣腹痛，食不下，大便泄利不节，小便淋沥，身热目黄，腹胀怠惰。

---

① 喘痿：《针灸聚英》作"肺痿"。
② 噎：《针灸聚英》作"噎"。

意舍二穴，主腹满虚胀，背恶寒，泄泻，溺黄，食不下，呕吐，消渴，目黄身热。

胃仓二穴，主腹中虚胀，水肿，食饮不下，背痛恶寒，不得俯仰。

肓门二穴，主心下痛，大便秘，妇人乳痈。

志室二穴，主腰背强痛，饮食不消，腹中坚急，阴痛下肿，遗精，小便淋沥，吐逆霍乱。

胞肓二穴，主腰痛恶寒，不得俯仰，食不消，小腹坚急，癃闭，脊背引痛，伛偻。

秩边二穴，主腰痛不能俯仰，小便淋沥，五痔发肿。

面部凡三十九穴第十

悬颅二穴，禁深刺。主偏头风痛，目外眦赤，齿痛身热，面肤赤肿，鼻洞浊不止，传为衄衊，瞑目，热痛烦满，汗不出。

颔厌二穴，深刺令人聋。主头风痛，目眩耳鸣，颈项强急，目外眦急，喜嚏，颈痛，惊痫，历节风，汗出。

悬厘二穴，主面皮赤肿，头偏痛，目锐眦赤痛，烦心不欲食，中焦客热，热病汗不出。

阳白二穴，主瞳子痒痛，目内红肿，胬肉热泪，湿烂冷泪，重衣不温，头痛，呕吐痰沫，背膝寒栗。

攒竹二穴，主火邪乘目失明，睛昏。目赤胀痛者，宜三棱针出血三次，泻去火气，则目复明。一方主脸动不得卧，颊痛眩嚏，瞳子痒，尸厥，癫狂。

丝竹空二穴，禁灸。治眼疼目赤肿，沿皮向前一寸五分透瞳子髎穴，宜弹针出血。专治迎风烂眼，冷泪出，目眩目赤，目戴上不识人，眼睫倒毛，发狂，吐涎沫，偏正头风。

睛明二穴，禁灸。治目内眦胬肉侵睛及生翳膜，迎风冷泪，憎寒头痛，小儿疳积患眼。东垣曰：刺太阳睛明①出血，则目愈明，盖此经多血少气，故目翳赤痛从内眦起者，刺之以宣泄太阳之热。

瞳子髎二穴，主头痛，喉痹、青盲②，目红肿，目痒冷泪，垂帘翳膜，胬肉扳睛，患由外眦始者。

承泣二穴，不可灸。治口眼㖞斜，目瞤，面叶叶动，眼视䀮䀮，目盲赤痛，耳鸣耳聋。一方：用艾如麦大，灸二壮，不可针。

四白二穴，近古禁不宜灸。主头痛，目眩，赤痒生翳，微风目瞤，口眼㖞僻。

颧髎二穴，禁不宜灸。主口㖞眼斜，面瞤，目赤，颐肿，齿痛。

素髎一穴，禁灸。主鼻㖞僻，衄䶊窒塞，喘息不利，息肉不消，多涕生疮。

迎香二穴，主鼻塞不闻香臭，生息肉，流清浊涕，口㖞面痒，牵动叶叶，状如虫行，唇肿痛，喘息不利，鼻㖞，鼻内生疮。

巨髎二穴，主目障白膜，目盲无见，翳覆瞳子，鼻塞，面风颊肿，口㖞，瘈疭，脚气膝肿。

禾髎一穴，主尸厥口噤，中风口眼㖞斜，唇吻肿，鼻疮，鼻衄，鼻渊，鼻塞不闻香臭。不灸。

水沟一穴，治脊强脊痛，一切腰痛，中风不省人事，中恶鬼击，喘喝，目不可视，牙关不开，唇瞤㖞僻，戏笑，消渴，饮水无度，癫痫不识尊卑，黄疸，风水面肿，人中满，针之出水，水尽愈。

兑端一穴，主唇吻强，四白瞤动，齿龈痛，鼻塞，口噤鼓颔，舌干口渴，牙宣，鼻衄，癫疾吐沫，小便黄。

---

① 睛明：《针灸聚英》作"阳明"。
② 盲：底本作"肓"，据文义改。下文上关穴中"目迷青盲"同。

龈交一穴，主额中痛，颈项强不能回顾，目泪眵汁，内眦赤，痒痛生白翳，鼻中息肉，蚀疮，窒塞不利，面赤心烦，寒暑瘟疫，齿间出血。

地仓二穴，主中风口喎流涎，目不得闭，唇睭，不语失音，饮食不收，瞳子痒，远视䀮䀮，脚肿。左病取右，右病取左。

承浆一穴，主口喎项强，牙疼，唇吻不收，面肿，消渴，口齿疳蚀生疮，暴喑不能言，偏风半身不遂。

颊车二穴，治牙关不开，口噤不语，失音，牙车疼，颔颊肿，项强不得回顾，口眼喎僻。左病治右，右病治左。

大迎二穴，主风痉喑哑，唇吻睭动，牙疼颊肿不可以嚼，舌强难言，风壅面浮，颈痛，瘰疬寒热，目痛不能闭。

耳前后凡二十六第十一

上关一穴，主耳聋耳鸣，口噤牙车不开，口眼喎僻，唇吻强，目迷青盲，恶风，齿龋，嚼物耳鸣痛。禁深刺。

下关二穴，治中风口眼喎僻，牙车脱臼，目眩齿痛，聤耳有脓，耳鸣，耳聋，耳痛。

耳门二穴，主耳内脓疮无闻，牙疼，口噤不开，两目红肿。

和髎二穴，主头角痛，牙车肿，耳中鸣，颈颔肿，鼻痛面风，招摇瞻视，瘛疭口僻。

听会二穴，主耳聋气闭，耳鸣出脓，牙车肿痛，恶寒物，狂走，瘛疭，恍惚不乐，中风口喎，手足不随。

听宫二穴，治耳内蝉鸣气痒，耳聋气闭，聤[1]耳出脓，失音，心腹满，癫疾。

---

[1] 聤：底本作"停"，据文义改。

角孙二穴，主目生肤翳，齿龈肿，唇吻急，颈项强。

瘈脉二穴，主头风耳鸣，眵䁾①，目睛不明，惊痫瘈疭。

颅息二穴，主风痉身热，头重，耳痛耳聋，惊痫瘈疭，喘息，呕吐涎沫，胸胁相引不得卧，目视不明。

翳风二穴，主耳鸣耳聋，口眼㖞斜，呵欠脱颔，口噤难言，颊肿，牙车急，耳中脓，瘰疬项强。

颈凡十七穴第十二

廉泉一穴，主舌强舌纵，舌卷短缩，舌肿满口，重舌，喉痹，咳嗽上气，喘息呕沫，涎出难言。

人迎二穴，主吐逆霍乱，胸满喘呼不得息，项中气闭，饮食不下，咽喉肿，瘰疬。

天窗二穴，治一切瘰疬，耳鸣耳聋，颊肿喉痛，暴暗不言，肩痛引项，不能四顾，中风齿噤。

天牖二穴，主头风面肿，项强不得回顾，目痛，不明不聪，面青黄失泽，夜梦颠倒。

天容二穴，主喉痹寒热，咽中如梗，项瘿项痛，不可回顾，胸中痛满不得息，呕逆呕沫，齿噤，耳鸣及聋。

水突二穴，治咳逆上气，咽喉痈肿，呼吸短气，喘不得息，噎食反胃。

气舍二穴，治喉痹颈肿，项瘿，咳逆上气，饮食不下，喘息呕沫，齿噤。

扶突二穴，主咳嗽多唾，上气喘息，喉鸣如水鸡声，暴暗气哽。

---

① 眵䁾：底本作"眵盲"，据《针灸聚英》改。

天鼎二穴，主喉痹咽肿，饮食不下，项瘿喉鸣。

肩凡二十八穴第十三

肩井二穴，治五劳七伤，颈项强痛，肩膊闪挫，肘臂不举，目锐眦痛，缺盆中痛，马刀，寒疟。此穴五脏六腑气所聚，不可补，令人昏晕，晕者宜出针，不宜留针，泻法乃可。

肩贞二穴，主寒热，耳鸣耳聋，缺盆肩中热痛，风痹手臂不举。如肩端红肿，宜弹针出血。

巨骨二穴，主惊痫，吐血，膊痛，胸中有瘀血，肩臂引急难伸。

天髎二穴，主颈项急，肩肘痛，寒热，缺盆中痛，胸中烦满，汗不出。

肩髃二穴，主中风，肩臂痛，风痪不随，半身不遂，肩中热，头不可回顾，手不可及头，挛急，瘾疹，瘿气。唐鲁州刺史库狄嵚，患风痹，甄权取此穴刺之，立能挽弓引射。

肩髎二穴，主肩重不能举，臂肘痛。

臑俞二穴，治肩肿寒热，臂酸引痛。

秉风二穴，治肩痛不能举动。

天宗二穴，主肩痹，颊、颔、齿根肿痛，肘臂外后廉痛。

肩外俞二穴，治肩痹寒热至肘，痛引曲颊。

肩中俞二穴，主寒热目视不明，咳嗽上气，唾血。

曲垣二穴，治周痹，气注肩膊，拘急作痛。

缺盆二穴，主息奔，胸满喘急，水肿，汗出寒热，胸中热满，缺盆痛肿，项瘿，喉痹，瘰疬。缺盆中肿，外溃则生，不则死。

臑会二穴，主寒热肩肿引胛中痛，臂痛不能举，项瘿气瘤。

胸自天突循任脉下行至中庭凡七穴第十四

天突一穴，主咳嗽哮喘，喉中有声，肺气壅塞，咯吐脓血，喉痹喉疮，暗不能言，项瘿瘤气。许氏云：此穴一针四效。凡下针后良久，先脾磨食，觉针动为一效；次针破病根，腹中作声为二效；次觉流入膀胱为三效；然后觉气流行，入腰后肾堂间为四效矣。

璇玑一穴，治膺胁满痛，喉痹咽肿，水浆不下，久嗽不愈，痰盛嚏塞。

华盖一穴，主喘急上气，咳逆，喉痹咽肿，水浆不下，胸皮痛。

紫宫一穴，主胸胁支满，胸膺骨痛，饮食不下，呕逆上气，烦心，咳逆吐血，唾如白胶。

玉堂一穴，主胸膺痛，烦心，咳逆上气，胸满不得息，喘急，呕吐寒痰。

膻中一穴，主气逆嚏塞，喉鸣喘嗽，不下食，胸中如塞，心胸诸痛，肺痈吐脓，呕出涎沫。妇人乳少，灸之良。

中庭一穴，主胸胁支满，嚏塞食饮不下，呕吐痰涎，食入复出，小儿吐奶。

胸自俞府挟任脉两旁各二寸，下至步廊凡十二穴第十五

俞府二穴，治咳嗽喘逆，痰涎上气，喉咙疼，舌本强，胸中痛，不下食，腹胀。

彧中二穴，主嗽喘痰涎，胸痛不能食，及乳痈之近少阴者。

神藏二穴，主心悬病饥，善恐心惕，口热舌干，咽肿，上气

呕逆，咳嗽，喘不得息，胸满，不嗜食。

灵墟二穴，主胸膈支满不得息，咳逆呕吐不嗜食。

神封二穴，主胸胁支满不得息，洒淅恶寒，咳逆呕吐，胸满不嗜食。

步廊二穴，治胸膈胀满，气塞不通，呼吸少气，咳逆呕吐，不嗜食。

胸自气户挟俞府两旁各二寸， 下行至乳根凡十二穴第十六

气户二穴，治咳逆上气，肩息咳嗽，胸胁胀满，背痛，不知食味，乳痈。

库房二穴，主胸胁支满，咳逆上气，呼吸喘息，多唾浊沫脓血。

屋翳二穴，主咳逆上气，唾脓血浊沫痰饮，阳明湿热水肿，皮痛不可近衣。

膺窗二穴，主胸胁满，乳痈寒热，肠鸣注泄。

乳中二穴，当乳头，禁不可刺灸。

乳根二穴，主咳嗽气急，哮喘，胸下满痛，膈气食噎，乳痈寒热。

胸自云门挟气户两旁各二寸， 下行至食窦凡十二穴第十七

云门二穴，禁灸。主伤寒四肢热不已，胸膈满，两胁痛，咳嗽喘气，胁彻背痛，喉痹，瘿瘤。慎不可深刺。

中府二穴，主胸中痛，噎闭，气攻喉项，腹胀，四肢肿，肩背痛风，汗出，皮痛面肿，胸满寒热，上气，咳唾痰沫，面肿，少气不得卧，飞尸遁疰，妇人乳痈，瘿瘤。

周荣二穴，主胸胁支满，不得俯仰，食不下，喜饮，咳唾稠脓，及乳痈之近太阴者。

胸乡二穴，主胸胁支满引膺背，卧不能转侧。

天溪二穴，主胸中满痛，乳肿，喘逆，贲郁上气，喉中作声。

食窦二穴，主胸胁支满，膈间雷鸣，常有水声，膈痛。

腋胁下凡八穴第十八

渊液二穴，主肩项缺盆痛，胸满，臂不能举。不可灸。

大包二穴，治腹有大气不得息，胸胁中痛.

辄筋二穴，主胸胁暴满，喘息不得卧。

天池二穴，主寒热胸膈烦满，腋下肿，心中澹澹大动，烦心，心痛，喜笑不休，上气，疟疾。

腹入鸠尾，循任脉下行至会阴凡十五穴第十九

鸠尾一穴，非高手不能下。主息贲胸满，咳呕，喉痹咽肿，噫喘喉鸣，水浆不下，癫痫，狂妄昏闷，吐血，心惊。

巨阙一穴，主胸满气痛痞塞，惊悸恍惚，吐逆不食，喜呕发狂，膈中不利，反胃，五脏气相干，卒心痛，尸厥。妊娠子上冲心昏闷，先刺巨阙，昏闷除；次补合谷，泻三阴交，应针而产矣。

上脘一穴，主九种心痛，风痫惊悸，伏梁痞满，吐泻霍乱，腹痛雷鸣，飧泄，反胃呕吐，腹胀气满，心忡惊悸，呕血吐涎，黄疸积聚，虚劳吐血，五毒窒塞，不能下食。

中脘一穴，主五膈喘息不止，腹胀，中恶，脾疼反胃，下利寒癖，心疝伏梁，面色萎黄，霍乱，泄出不知，完谷不化，心痛身寒，不可俯仰，气塞发噎。

建里一穴，主腹胀身肿，心痛上气，肠中疼，呕逆，不嗜食。

下脘一穴，主胃胀羸瘦，腹痛坚硬，气寒谷不转化，不嗜食，小便赤，癖块连脐，厥气动摇，反胃。

水分一穴，主肠胃虚胀，绕脐急痛冲心，腰脊急强，肠鸣如雷，鬼击，鼻出血，小儿囟陷。一方云：水胀病灸百壮大良。不可针，针之水出尽死矣。

神阙一穴，主中风不省，久寒伤败脏腑，泄利不止，水肿鼓胀，肠鸣，腹痛绕脐，小儿奶利，脱肛，风痫身反。徐平仲中风不苏，桃源簿为灸脐中百壮，始苏。

阴交一穴，主少腹坚痛，下引阴中不得小便，两丸疝痛，阴汗湿痒，腰膝拘挛，鬼击，鼻出血，妇人血崩带下，绝子，贲豚上膜，小儿陷囟。

气海一穴，治脏气虚惫，真气不足，肌体羸瘦，小腹胀满，气痛贲豚，疝瘕，淋沥，妇人崩漏带下，小儿遗尿。是穴为生气之原，诸虚不足，并宜取之。

石门一穴，主腹痛囊缩，卒疝五淋，便黄呕血，食谷不化，水肿肤胀，妇人恶露不止成块，崩中漏下。

关元一穴，治中寒脐下疞痛，下元虚损，遗精白浊，五淋泄利，奔豚疝气，夜梦鬼交，妇人结血，经事不来，赤白带下，崩漏不止。

中极一穴，主冷气积聚，时上冲心，腹中热，脐下结块，阴汗水肿，失精绝子，贲豚疝瘕，恍惚尸厥，妇人经闭，胎衣不下，月事不调，血结成块，阴寒痛痒，寒热羸瘦，断绪不育。宜三灸之。

曲骨一穴，主失精，五脏虚弱，寒极阳萎，小腹胀满，淋沥癃闭，㿉疝，小腹痛，妇人赤白带下，阴疮。

会阴一穴，主前后二阴引痛，不得大小便，主阴汗，阴肿，阴痛，阴寒冲心，阴蚀阴痔，阴中一切诸痛，阴囊肿大如斗，刺之出水愈。

腹自幽门挟巨阙两旁各半寸，循冲脉下行至横骨
凡二十二穴第二十

幽门二穴，治胸中痛闷，气逆烦满，不嗜食，呕吐涎沫，健忘，小腹胀，泄痢脓血，目赤痛从内眦始。

通谷二穴，主失欠，食不下，善呕，喉痹，暴喑不能言，结积留饮，痃癖胸满，心中恍惚，目赤痛内眦始者。

阴都二穴，主心下烦满，气逆肠鸣，肺胀。

石关二穴，主哕噫呕逆，腹痛气淋，小便黄，大便不通，心下坚满，脊强不利，多唾，目赤痛从内眦始，妇人子脏有恶血，血上冲腹，痛不可忍。

商曲二穴，主腹中积聚，肠痛不嗜食，目赤痛从内眦始。

肓俞二穴，主善饥不欲食，心如悬，腹大时切痛，寒疝，大便燥，心下有寒，目赤痛从内眦始。

中注二穴，主小腹有热，面黑如地，目内眦赤痛，腰脊痛，肠澼，小腹胀，大便坚燥，女人月事不调。

四满二穴，主脐下积聚瘕痕，疝痛，腹大石水，脐下切痛，振寒，目内眦赤痛，女子拘经恶血，奔豚上下，无子。

气穴二穴，主少腹痛，贲豚上冲于心，泄利不止，目赤痛从内眦始，女人月事不调。

大赫二穴，主虚劳失精，阴痛，阴茎萎缩，目赤痛从内眦始，女子赤白带下。

横骨二穴，主小腹胀，淋沥，小便难，阴器引痛，目赤痛从内眦始，五脏虚竭，失精。

腹自不容以下, 挟幽门两旁各一寸五分, 自天枢至气冲, 挟足少阴各一寸五分凡二十四穴第二十一

不容二穴, 主腹满疢癖, 呕血, 心切痛引肩胁, 背痛不可以咳, 不嗜食, 腹虚鸣, 呕吐。

承满二穴, 主肠鸣腹胀, 上气喘逆, 食饮不下, 肩息唾血。

梁门二穴, 主胸下积气, 食饮不思, 大肠滑泄, 完谷不化。

关门二穴, 主遗溺喘满, 积气肠鸣卒痛, 泄利不欲食, 痰疟振寒, 遗溺。

太乙二穴, 治癫狂, 心烦, 吐舌。

滑肉门, 治癫狂, 呕逆吐血, 重舌, 吐舌, 舌强。

天枢二穴, 主奔豚, 脾泄不止, 气胀肠鸣, 腹满, 赤白利, 绕脐切痛, 呕吐霍乱, 痰疟寒热, 水利水胀, 一切虚损。女人癥瘕血结, 漏下赤白, 月事不时。

外陵二穴, 主腹胀如鼓, 胀满不得息, 心痛引脐。

大巨二穴, 治小腹胀满, 烦渴, 小便难, 癫疝偏坠, 四肢不收, 惊悸不眠。

水道二穴, 治小腹满引阴中痛, 膀胱有寒, 腰背强急, 三焦结热小便不利, 妇人胞中瘕, 子门寒。

归来二穴, 治奔豚, 卵缩入腹, 引茎中痛, 妇人血脏积冷。余治同水道穴。

气冲二穴, 治七疝偏坠, 下焦热, 奔豚逆气攻心, 小腹胀, 石水, 阴痿茎痛, 两丸冷, 腹满不得正卧, 腰痛不得俯仰, 妇人月事不利, 阴肿难产, 胞衣不出。东垣曰: 脾胃虚弱, 感湿成痿, 汗大泄, 妨食, 三里、气街以三棱针出血。又曰: 吐血多不愈, 以三棱针于气街出血立愈。

自气户至乳根，去中行各四寸；自不容至滑肉门，去中行各三寸；自天枢至气冲，去中行各二寸。

腹自期门上直两乳，挟不容两旁各一寸五分，下行至冲门凡十四穴第二十二

期门二穴，主伤寒过经不解，胸中烦热谵妄，胸膈支胀，心切痛，嗽逆气喘，两胁积气痛不得卧，呕无所出，目青而呕，呕酸，食饮不下，食后吐水，口干消渴，面赤大燥，肝积肥气，肾积奔豚，妇人热入血室如结胸状，谵语。

日月二穴，主太息悲怒，语言不正，四肢不收，呕吐宿汁，吞酸多唾，小腹热，欲走。

腹哀二穴，主便血腹痛，寒中，气①不化。

大横二穴，主大风逆气，多寒善悲，四肢不可举动，多汗，洞泄。

腹结二穴，主脐痛冲心，腹中寒，泻利，咳逆。

府舍二穴，主疝气，脾中急痛，循胁抢心，腹满积聚，厥气霍乱。

冲门二穴，主中虚气满，积气阴疝，妇人难产，上冲心不得息。

手太阴及臂凡一十八穴第二十三

少商二穴，主胸满咳逆，烦心善呕，喉痹，手挛，腮肿。弹针出血，大治上焦壅热肿痛。唐刺史成君绰颔肿如升，喉中闭塞，

---

① 气：《针灸聚英》作"食"。

水粒不下者三日，甄权以三棱针取此穴出血，立愈。

鱼际二穴，主肤热恶风寒，头疼咳嗽，喉干，痹走胸背不得息，目眩，烦心上气，失喑不能言，少气不下食，寒栗鼓颔，虚热舌黄，咳引少腹痛，呕血，溺血，心痹悲恐。李明之曰：五脏气乱，取之鱼际。

太渊二穴，主胸痹，逆气呕秽，肺胀烦满，不得安卧，喘急心痛，饮水咳嗽，臂内廉痛，掌中热，肩背缺盆引痛，振寒，嗌干，数欠，吐血，狂言，睛青目白，口僻，溺变色而遗。

经渠二穴，主胸背拘急，喘满上气，数欠，心痛，喉痹，呕吐，掌中热，疟疾，咳嗽，热病不汗。禁不可灸，灸之伤人神明。

列缺二穴，主半身不遂，口眼㖞斜，唇纵不收，嗽喘，口噤，寒疟，头重如石，牙疼，唾血呕沫，偏正头风，手痿不用，善笑，面目四肢壅肿，肩痹，尸厥，溺血，小便热，阴茎痛。列缺为八法之一，以其合任脉，行肺系而会阴跷也。

孔最二穴，治热病汗不出，咳逆，臂内厥痛，屈伸不便，手不及头，吐血失音，咽肿头痛。

尺泽二穴，主肺积息贲，胸胀上气，肘挛不举，咳嗽，喉痹，善嚏悲哭，小便数，汗出中风。

侠白二穴，治心痛短气，呕逆烦满。

天府二穴，禁不可灸。治气喘逆，目红肿翳障，吐衄，飞尸恶疰，鬼语妄见，瘿瘤瘰疬，咽肿。

手厥阴心主及臂凡一十六穴第二十四

中冲二穴，治心痛烦满，喉痹，舌本强痛，热病烦闷汗不出，掌中热，身如火。

劳宫二穴，主心疼，喜怒不时，黄疸目黄，口中腥^①臭，胸胁痛不可转侧，大便血，小便赤。

大陵二穴，主热病汗不出，手心热，肘臂挛痛，腋肿，心中痛闷，烦渴狂惑，喜笑不休，悲泣惊恐，面赤目黄，小便如血，呕哕无度，喉痹口干，身热头痛，短气，腹中尽痛，脓疮疥癣，妇人乳痈。手痛破裂者，灸此穴良。

内关二穴，主心腹一切痛苦，肘臂挛痛，腋痛，胸胁烦满，失志狂言，心中大动，喜笑悲哭，面赤目黄，五痫，久疟，中指不用。诸病宜吐不得吐者取此穴。内关为八法之一，以其合阴维而会冲脉于心胸也。

间使二穴，主伤寒结胸，心悬如饥，卒狂，恶寒，呕沫，喑不得语，咽中如梗，干呕，脾疼，久疟不愈，手心烦热，面赤目黄，鬼邪霍乱，妇人月水不调，血结成块，小儿客忤。

郄门二穴，主心痛，衄血，唾血，呕哕，惊悸，神气不足。

曲泽二穴，治九种心痛，及风冷臂疼肘痛，腋肿，胸胁支满，善惊，身热烦渴，逆气呕涎，血风疹，揾搦。

天泉二穴，主咳逆，心胸烦满，胁下支痛，臂内廉痛，肘中挛急。

手少阴及臂凡一十八穴第二十五

少冲二穴，主烦满心痛，悲恐惊笑，目黄，口燥咽疼，肩腋肘臂酸痛，哮喘，咽中如有息肉，痞满痰气，胸膈痛。宜三棱针出血。

少府二穴，主烦满悲恐，肘腋挛急，臂酸，胸中痛，掌中热，

---

① 腥：底本作"肿"，据文义改。

五指不能屈伸，本节痛，舌强难言，呕吐，心血妄行，痎疟久不愈，振寒，阴挺出，阴痒阴痛，遗尿偏坠，小便不通，太息。

神门二穴，主心内呆痴，癫痫发狂，健忘，喜怒不时，臂寒面赤，悲笑惊惑，失叹多言，心痛数噫，伏梁，五痫，遗溺，失音。

阴郄二穴，主失音不言，洒淅振寒，厥逆心痛，衄血吐血，惊悸，肩臂腕骨冷痛。

通里二穴，主头晕面赤，懊侬心悸，悲恐，臑肘臂酸疼，目眩①苦呕，喉痹不能言，少气遗溺。

灵道二穴，主干呕，心痛，悲恐，瘛疭，肘挛，暴喑不言，心内呆痴，五痫，目痛。

少海二穴，主心胸痛，发狂，肘挛，腋下痛，气逆心疼，瘰疬。

青灵二穴，主臂痛不举，腋痛，目黄，目系痛，振寒。

极泉二穴，主心痛，干呕，四肢不收，烦渴，臂肘厥冷，目黄，胁痛，悲笑。

手阳明大肠凡二十八穴第二十六

商阳二穴，主胸中气满，喘咳支痛，热病不汗，耳鸣耳聋，寒热痎疟，口干颊肿，齿痛，目盲，肩背急引缺盆中痛。病在面部者缪刺之，左取右，右取左。

二间二穴，主喉痹，颔、颈、肩、背、臑、臂痛，振寒，鼻衄，齿痛，目黄，口干，口喎，急食不下，身寒水结。血实者去其血脉。

---

① 眩：底本作"痃"，据文义改。

三间二穴，主喉痹，咽中如梗，齿痛，目痛，耳鸣，胸腹满，肠鸣洞泄，气喘，唇口焦，戻颈，喜惊多唾，急食不通，寒疟气热，身寒结水。

合谷二穴，治头痛，目疾视不明，生白翳，龋齿，喉痹，面肿，耳聋，唇吻不收，偏正头风，暗不能言，口噤难开，偏风疹疥，鼻衄不止，寒热痎疟，热病无汗，腰脊内痛。孕娠禁针此穴。一云：可泻不可补，补即下胎。

阳溪二穴，治热病狂言喜笑见鬼，烦心，五指拘挛，手腕无力，目赤有翳，头痛厥逆，胸满不得息，寒热疟疾，寒咳呕沫，喉痹，耳鸣耳聋，惊掣，肘臂不举，久患痂疥。

偏历二穴，主肩膊肘腕酸疼肿痛，耳鸣及聋，目昏，鼻衄，龋齿，口僻，喉痹，寒热癫疟，风汗不出，小便不利。

温溜二穴，治口㖞，膈中气闭，肠鸣腹痛，伤寒哕逆，寒热头痛，癫疾喜笑，狂言见鬼，吐涎沫，喉痹，风逆四肢肿，吐舌口撮。

下廉二穴，主飧泄，痨瘵，小腹满，小便黄，便血，狂言，偏风冷痹不遂，挟脐腹痛若刺，食不化，喘息不能行，唇干涎出，乳痈。

上廉二穴，治臂膊偏痛，髓寒，麻木不仁，小便黄赤难出，肠鸣走痛，喘息，偏风半身不遂，脑风时痛。

三里二穴，不可轻灸。治霍乱遗矢①，失音，痿痹不仁，肘挛不伸，中风口僻，手足不随，齿颊痛，瘰疬。

曲池二穴，主半身不遂，手臂酸疼，捉物不得，挽弓不开，绕踝风，手臂赤肿，肘中痛，瘾疹，喉痹，胸中烦满，伤寒余热不去，皮肤干燥，瘰疬癫疾，偏身风瘰痂疥。

---

① 矢：底本作"失"，据文义改。

肘髎二穴，主风痹嗜卧，肘节风痹，臂腕不举，肩重腋急。

五里二穴，主风劳惊恐，吐血咳嗽，风寒臂痛，瘰疬寒热，嗜卧，心下胀满，上气，身黄。

臂臑二穴，主臂细无力，痛不能上头，颈项拘急，瘰疬寒热，肩背引痛。一方云：宜多灸，不宜针。

手少阳及臂凡二十四穴第二十七

关冲二穴，主三焦邪热，口唇焦裂，喉痹，舌卷强不能言，头痛，霍乱，气噎，胸满不食，臂肘痛不可举，目生翳膜，视物不明。

液门二穴，主惊悸妄言，咽外肿，臂痛不能自上下，痎疟寒热，目赤涩，头痛，耳暴聋，齿暴痛，五指无力。手背红肿，宜此出血；四肢肿满，宜此出水。

中渚二穴，主耳聋，目锐眦痛，生翳膜，嗌肿喉痹，久疟，耳后肩臑肘臂外皆痛，无名指不用，热病汗不出，手五指不得屈伸。

阳池二穴，主头晕，臂腕无力，消渴口干，烦闷，寒热痎疟。肿痛宜弹针出血，折伤恶血不出亦治。

外关二穴，主耳聋浑浑焞焞，目翳，颊痛，嗌肿，耳后痛，胁肋肘臂肿痛，无名指不用，五指尽痛，不能握物，伤寒无汗，寒热往来。外关为八法之一，以其合阳维而会带脉也。

支沟二穴，主热病汗不出，胁肋痛，肩臑肘臂外痛，吐泻霍乱，口噤不开，暴喑不能言，卒心痛，鬼击，伤寒结胸，病疮疥癣，妇人任脉不通，产后血晕，不省人事。

会宗二穴，主肌肤痛，耳聋，风痫。

三阳络二穴，主嗜卧身不欲动，耳聋，龋齿，暴音哑不言。

四渎二穴，主耳聋，龋齿，项瘿，呼吸短气，咽中如息肉状。

天井二穴，主心胸痛，咳嗽上气，短气不得语，唾脓，不嗜食，寒热凄凄不得卧，惊悸，癫痫瘛疭，风痹肘臂痛不能屈伸，耳聋嗌肿，喉痹，目锐眦痛，颊肿，耳后痛，瘰疬肿痛。

清冷渊二穴，主肩臑肘臂外痛不能举，不能胜衣。

消泺二穴，主寒热肩肿，引胛中痛，臂痛不能举，项瘿气瘤。

手太阳凡一十六穴第二十八

少泽二穴，主目翳肿痛，喉痹，舌强口干，项强，瘛疭，咳嗽涎吐，疟疾寒热汗不出，妇人无乳及乳痈痛，乳汁不通。一方治鼻衄不止，左出灸右，右出灸左，都出齐灸之，三五壮止。

前谷二穴，主寒热汗不去，痎疟，癫疾，耳鸣，颔项肿引耳后，喉痹，咳嗽，吐衄，鼻塞不利，目中翳膜，臂不能举，妇人产后无乳。

后溪二穴，主疟寒热，目赤生翳，鼻衄，耳聋，胸满，项痛不得回顾，肘臂挛急，小肠疝痛，五痫癫狂，不识前后，痂疥。后溪为八法之一，以其合督脉而会阳跷于内眦与颈也。

腕骨二穴，主热病汗不出，浑身发黄，耳鸣，目冷泪出，生翳，颔颈肿，胁下痛不得息，臂肘难伸，惊风瘛疭，小肠疝气，疟疾病狂。

阳谷二穴，主癫疾狂走，热病汗不出，手腕红肿，臂外痛，耳聋虚鸣，或痒或痛或清水出，目眩，颔颈肿，齿痛，吐舌，戾颈左右顾，胁下痛，小儿搐搦，舌强不吮乳。

养老二穴，主项肩如折，肘臂如拔，手不能上下，耳痛目肿。

支正二穴，主风虚惊恐悲愁，癫狂，劳弱，肩背痛，节弛肘废，手臂麻木不仁，十指不用，痂疥。一方以腕骨肘节为两端，居中是穴，当臂之中，故曰支正。

小海二穴，主额颈、肩臑、肘臂外后廉痛，齿根肿，颈项痛，耳聋，目黄，小腹疼胀，小肠疝气，瘰疬脓痛，痫发羊鸣，戾颈，瘈疭，狂走。

足太阴及股凡二十二穴第二十九

隐白二穴，治腹胀喘满不得安卧，呕吐，食饮不下，胸中热，暴泄，衄血，足寒不温，卒尸厥，死不知人，脉动如故，妇人经事不通及过时不止，小儿客忤惊风。

大都二穴，治寒湿脚气，绕踝风，热病汗不出，手足厥冷，上脘痛，腹胀烦哕，热闷不得卧，身重骨疼，吐逆目眩，腰痛不可俯仰，蛔厥，小儿客忤。若本节痛肿者，三棱针出血。

太白二穴，治脾脏虚寒，泄泻呕吐，胃脘痛，身热烦满，腹胀食不化，泄脓血，腰痛，大便难，气逆霍乱，腹痛如刺，膝股胻酸，转筋，身重骨痛。

公孙二穴，治脾虚不食，好太息，痫气，霍乱，寒疟，面肿，烦心狂言，多饮，胆虚气逆，腹胀食积，病至喜呕，呕已病衰。实则肠中切痛，宜泻；虚则鼓胀，宜补。如本节红肿者，宜出血。诸病宜下不下者，取此穴。公孙为八法之一，以其合冲脉会阴维于心胸也。

商丘二穴，治鼓胀、肠鸣、便难，脾虚不乐，食不消，身寒喘息，心悲气逆，骨痹，骨疽，魇梦，痰痔，痫瘈寒热，好呕，阴股内痛，气痛，狐疝，痞气，黄疸，舌本痛，腹胀，寒疟，溏瘕，水泄，面黄，善思善味，体重节痛，怠惰嗜卧，妇人绝子，小儿慢惊。

三阴交二穴，主脾虚腹胀，食少脾痛，身重四肢不举，腹胀，肠鸣，飧泄，食不化，水肿，遗精，白浊，寒癖，膝内廉痛，疝气偏坠，小便不通，阴茎痛，胆虚，食后吐水，梦遗，霍乱，脐下痛，手足逆冷，呵欠。女人赤白带下，经事不调，胎衣不下，难产，宜泻三阴交，补合谷。

漏谷二穴，治痞癖，腹胀，肠鸣，冷气冲心，湿痹不能跂①立。

地机二穴，治腹中痛，脏痹，女子血瘕，按之如汤沃股内引膝，男子溏泄，腹胁坚胀，不嗜食，水肿，小便不利，足大指内侧红肿。

阴陵泉二穴，治大小便不通，膝盖红肿，筋紧不开，腹胁坚，水胀，腰痛不能俯仰，寒热不时，喘逆胸中热，暴泄飧泄，霍乱，疝瘕，中寒不嗜食，遗精，尿失禁，气淋阴痛。

血海二穴，主逆气腹胀，肾脏风疮湿痒，浑身脓疥，女人阴内肿，暴崩，漏下不止，血闭不通。

箕门二穴，主五淋遗溺，鼠蹊②肿痛，小便不通。一方禁刺。

足厥阴及股凡二十二穴第三十

大敦二穴，主尸厥状如死人，中热喜寐，胁胀，遗溺癃闭，五淋七疝，阴痛，腹脐中痛，阴丸偏大，左病取右，右病取左。妇人血崩不止，阴挺急痛。

行间二穴，主呕逆洞泄，癫痫，溺难遗溺，胸胁痛，疝痛，小腹胀，目泪，眼赤暴痛，咳逆呕血，茎中痛，腰痛不可俯仰，色苍如死，终日不得息，短气，肝积痎疟。膝头红肿，足跗肿，并宜出血；胀满浮肿，宜出水。妇人小腹肿，经水过多不止，崩

---

① 跂（qǐ，企）：踮起。
② 鼠蹊：下腹部与双侧下肢连接的部位，即腹股沟。

中，面尘脱色，小儿急惊风。

太冲二穴，主惊风，癫痫，咽肿，面色苍然，心胀如死，胸胁支满，终日不休，善渴，呕血，两目云朦，大便难，小腹痛，五淋，㿗疝，遗溺，溏泄，腰痛足寒，阴股、膝腘、内踝皆痛，脚气跗肿，足指蜷挛，妇人崩漏。

中封二穴，主阴疟振寒，小腹肿，绕脐痛，五淋癃闭，足逆冷，不嗜食，身黄有微热，下体不仁，寒疝引腰，筋挛，阴缩入腹引痛。

蠡沟二穴，主五噎，喉中闭塞如有息肉，肩背拘急不可俯仰，数噫恐悸，少气不足以息，悒悒不乐，小腹胀满，暴痛如有癃闭，脐下积气如石，睾丸卒痛，内引少腹，足胫寒酸，屈伸不便，女予赤白带下，月水不调，阴挺暴痒。

中都二穴，主诸疝痛引小腹，不能行立，胫寒，肠澼，妇人血瘕，崩中，产后恶露不绝。

膝关二穴，主风痹，膝内痛不可屈伸，膝大红肿，咽喉痛。

曲泉二穴，主膝头肿痛筋挛，阴囊湿痒，疝痛，癃闭，房劳失精，下痢赤白，阴股腘肿，腹胁支满，少气，四肢不举，目眩，发狂，衄血，下血，喘呼，小腹痛引喉咽，身体极痛，汗不出，阴肿茎痛，膝胫冷疼，女子血瘕，按之如汤浸股内小腹肿，阴挺阴痒。

阴包二穴，主腰尻引小腹痛，小便难，遗溺不禁，妇人崩漏，经水不调。

五里二穴，主腹满，热闭不溺，阴囊湿痒，两股生疮，风劳嗜卧。

阴廉二穴，主妇人绝产，未经生育者，灸三壮即孕。

足少阴及股并阴跷阴维凡二十穴第三十一

涌泉二穴，主尸厥面黑，心中结热，痛不嗜食，目眩，喉痹咽肿，舌纵挺出，胸胁满胀，挟脐痛，股内后廉痛，胫寒而逆，五指痛，足不践地，足下热，热厥喘逆，失音，喜渴，男子如蛊，女子如阻，喑不能言，癫痫，鼻衄不止，阴疝阴痹，风邪入腹，霍乱转筋，肾积奔豚。《仓公传》：济北王阿母，病患热厥，足热，淳于意刺足心，立愈。

然谷二穴，主咽肿，心恐如人将捕，咳血，烦满喉痹，舌挺，自汗消渴，喝喘目昏，上气心痛，盗汗骨厥，脊臀股内廉痛，胻酸，洞泄，小腹胀，气抢胸胁，吐涎，嗌干咳血，寒疝，淋浊遗精，堕损恶血留于腹中，妇人无子，阴挺阴痒，月事不调，初生小儿脐风口噤。

太溪二穴，主咳逆咽肿，心痛，手足寒至节，吐血，喘息，呕吐善噫，痰实口中如胶，寒疝嗜卧，溺黄消渴，手足痿，黄疸久疟，少腹痛，大便难，疟癖，寒热咳嗽，不嗜食，腹胁痛，肌瘦，女人经事不调，血留凝结。东垣曰：治痿宜导湿热，不令湿土克肾水，其穴在太溪。

照海二穴，主嗌干悲恐，目如见星，呕吐腹痛，久疟，暴疝，淋沥，阴挺，二便不通，腹内一切隐疾。洁古云：痫病夜发，灸阴跷。一方：出血，主噤口，喉痹。照海为八法之一，以其合阴跷，会任脉于喉咙也。

大钟二穴，主呕吐胸满，喘息腹胀，便难淋沥，腰脊强，腨胫酸，寒湿脚气，少气嗜卧，口中热，多寒，欲闭户而处，舌干食噫，善惊恐不乐，喉中鸣，咳唾气逆，烦闷，癃闭。

水泉二穴，主心闷腹痛，目䀮䀮不能远视，淋沥，阴挺，脚气，踝骨酸痛，偏坠木肾，女人月事不来。

复溜二穴，主肠澼，腰脊内痛，不得俯仰起坐，舌卷不能言，目昏，腹胀，十般水肿，足痿胫寒，胃热，虫动涎出，肠风血痔，肠鸣腹胀，泄利，五淋，骨蒸寒热，盗汗不止，龋齿，脉细微欲绝。伤寒无汗，补合谷穴，泻此穴，汗立出；伤寒汗多，补此穴，泻合谷穴，汗立止。

交信二穴，主气淋㿗疝，阴急引腨，下痢赤白，阴汗，股枢内痛，二便难，小腹痛，女人血崩，阴挺，带下，四肢淫泺。

筑宾二穴，主足腨痛，七疝，癫狂，妄言骂詈，呕沫。

阴谷二穴，治膝痛不能屈伸，舌纵，心烦，癃闭，股内廉痛，阴痿，阴部湿痒，女人血崩腹胀，男子如蛊，女人不孕。

足阳明及股凡三十穴第三十二

历兑二穴，治尸厥口噤，状如中恶，面目肿，喉痹齿痛，鼻不利，口㖞唇胗，颈肿，腹胀不食，胸、乳、气街、伏兔循引而痛，膝膑足跗皆痛，多惊好睡，水肿，热病汗不出，寒疟，癫狂，黄疸，消谷善饥，溺黄。

内庭二穴，治四肢厥逆，腹胀满，数欠，恶闻人声，振寒，耳鸣，咽痹，颊肿齿痛，鼻衄不止，疟疾，不嗜食，气喘，便血，胃中停食冷积，脚背红肿，伤寒手足厥冷，汗不出，赤白痢。仲景曰：伤寒欲作再经者，针足阳明，使不传则愈，此穴近之。

陷谷二穴，主面目浮肿，水胀善噫，肠鸣腹痛，热病汗不出，振寒疟疾。若脚背红肿，宜弹针出血。

冲阳二穴，主偏风口眼㖞斜，龋齿，跗肿，寒热，腹胀，不嗜食，振寒而欠，足缓，狂妄，弃衣而走，身前痛。

解溪二穴，治面风浮肿，颜黑，厥气上冲，腹大下重，目眩头痛，面目赤热，眉攒烦心，悲泣，股膝胫肿，癫疾，霍乱，瘛惊。

丰隆二穴，主腿膝酸，屈伸难，痰饮壅盛，喘不得宁，头风厥逆，胸满腹痛，面浮四肢肿，足清身寒，胫枯，喉痹不能语言，二便不利，登高而歌，弃衣而走，见鬼好笑。实者泻之，虚者补之。

巨虚下廉二穴，治小腹痛引睾丸，耳前热，肩上热，飧泄，足大指间痛，足跟痛，汗不出，毛发焦枯，脱肉少食，面无颜色，胃热不嗜饮食，唇干，涎出不觉，便血，暴惊，狂言，喉痹，胻骨肿，风痹不遂，妇人乳痛。

条口二穴，主膝胫寒酸，缓纵不收，湿痹麻木，足下热，不能久立，脚痛胻肿，转筋。

巨虚上廉二穴，治飧泄，腹胁支满，夹脐痛，饮食不化，喘息不能动，偏风足胫不仁，屈伸难，不能久立，风水膝肿，骨髓冷疼。东垣曰：脾胃虚弱，湿痿，汗泄妨食，三里、气街出血，不愈，取上廉出血。

三里二穴，治胃气不足，恶闻食臭，喉痹，膈咽不通，心腹胀满，上支两胁，饮食不化，肠鸣腹痛，霍乱，食气水气，蛊胀疢癖，四肢肿，膝胻酸。华佗云：主五劳七伤，胸中瘀血，女子乳痈。《外台》云：凡人过三十以上，能灸此穴，则热气下，眼目增明。秦承祖云：诸病皆治。

犊鼻二穴，主膝中痛不仁，难跪起。治鹤膝风，膝头红肿，宜三棱针出血。一方：膝膑肿溃者不治，不溃可治。犊鼻坚硬，勿便攻，先用洗熨，微刺之愈。

梁丘二穴，治鹤膝风，膝头红肿，冷痹伸屈不得，筋紧难开。一方云：宜三棱针出血。

阴市二穴，主腿脚寒如冰水，酸疼无力，左瘫右痪，小腹胀满，消渴，寒疝，脚气。

伏兔二穴，主患风湿，膝冷不温，风痹手足挛缩，腹胀，脚气，妇人八部诸疾。东垣云：痈疽死地有九，伏兔居一。

髀关二穴，主腰痛，足麻木，膝寒不仁，股肉痿痹，筋脉急痛，小腹引喉痛。

足少阳及股并阳维四穴凡二十八穴第三十三

窍阴二穴，主头痛，心烦，眼翳，喉痹，舌强口干，耳聋，外眦痛，胁痛，咳逆，寒热汗不出，腰、髀、膝、胻、踝、跗红肿，转筋，痛痹，小指次指不用，痈疽，梦魇。

侠溪二穴，主胸胁支满，不可转侧，痛无常处，寒热汗不出，脚气红肿，五指拘挛，痛痹，脚心烦热，目外眦赤，目眩，颊颔肿，耳聋。

地五会二穴，禁灸。主腋痛，内损吐血，五指肿痛，乳痈。

临泣二穴，主肩、胁、腰、膝、外踝节痛，不能转侧，枕骨合颅痛，胸中满，缺盆、腋下马刀疮疡，善啮颊，洒淅[①]振寒，心痛，周痹无常处，厥逆，气喘不能行，痎疟，四肢肿满。此穴大能出水，导五脏气，又治患眼一切证候。一方云：浑身蛊胀可出水，脚气红肿可出血。放水针随皮过一寸。临泣为八法之一，以其连带脉，行目锐，而会阳蹻也。

丘墟二穴，主胸胁满痛如刺，髀枢、腿胻、外踝皆痛，踒风，脚气红肿，阳厥无力，目生翳膜，转筋，卒疝，小腹坚，寒疟。

悬钟二穴，主风劳身重，浑身百节痛，左瘫右痪，两足不随，寒湿脚气，心腹胀满，胃中热不嗜食，虚劳，咳逆，泄注，喉痹，项强，肠痔瘀血，阴急，鼻衄，脑疽，大小便涩，烦满狂易，遍身生疮，水肿。治伤寒发热不退，针曲池穴，泻此穴良。

阳辅二穴，主一切中风瘫痪，筋急拘挛，腰溶溶如坐水中，膝下肤肿，百节酸疼，实无所知，诸节尽痛无常处，胁腋肿，瘰，喉痹，马刀挟咽，口苦太息，面尘，善洁面青，汗出振寒，痎疟，

---

① 淅：底本作"浙"，据文义改。

头角痛，目锐眦痛，颔颈痛，缺盆、胸胁、髀、膝、绝骨、外踝皆痛，膝下生疮。

光明二穴，主目青昏[1]，胬肉扳睛红肿，解㑊淫泺，胻酸不能久立，坐不能起，热病汗不出，卒狂。

外丘二穴，主颈项痛，胸膈满，肤痛恶寒，阳厥足外热，腰膝外踝皆痛，足小指次指不用。猘犬伤，毒不出，发寒热，癫疾，小儿龟胸。

阳交二穴，主寒厥膝胻不收，转筋痹痛，阴虚眩晕，喉痹，面肿，胸胁肿满，惊狂疾走。

阳陵泉二穴，主腰膝肿痛，风痹不仁，筋紧拘挛，不得屈伸，半身不遂，足冷无血色。

阳关二穴，禁灸。主膝外廉痛，不可屈伸，风痹不仁。

中渎二穴，主风寒客于分肉间，攻痛上下，筋痹不仁。

环跳二穴，主风寒湿痹，半身不遂，髀枢痛，不得转侧。仁寿宫患脚气偏风，甄权奉敕针环跳、阳陵泉、阳辅、巨虚下廉而能起行。环跳穴痛，恐生附骨疽。

足太阳及股并阳跷六穴凡三十六穴第三十四[2]

至阴二穴，主目翳，鼻塞，头重，小便不利，失精，转筋，寒疟，风寒从小指起，脉痹上下，带胸胁痛无常处，妇人产难。

通谷二穴，主头重目眩，身热惊衄，留饮胸满，食不化，失欠。本节红肿、疼肿，弹针出血；脚背红肿，锋针出血。一方云：五脏气乱于头，宜深取通谷、束骨，此知根结者也。

束骨二穴，主腰痛如折，髀不可屈，腘如结，腨如裂，耳聋

---

① 青昏：疑为"青盲"。

② 第三十四：底本后有"终"，据文义删。

目眩，恶风头痛，项不可以顾，眦烂，鼻衄，身黄，泪出，肠澼，痔肿，癫疟，背疮。

京骨二穴，主目眦赤烂，鼻衄不止，腰脊痛不可俯仰，身后侧痛，脚气红肿燥裂，痎疟寒热，喜惊，不欲食，筋挛，伛偻，心痛。

申脉二穴，主风眩，癫痫厥气，腰痛不能伸，足弱不能立，目反上视，赤痛从内眦始，及诸痛在太阳经者。洁古云：痫病昼发，灸阳跷。申脉为八法之一，以其合阳跷，会督脉于内眦也。

金门二穴，主尸厥暴死，脉动如故，癫痫，张口摇头，身反若折，霍乱转筋，膝胫酸痛，暴疝。

仆参二穴，主脚跟红肿，痿痹不能践地，转筋，尸厥暴死，脉动如故，吐逆，痰涎壅盛，头重如石，癫痫，狂言见鬼。

昆仑二穴，主头、项、肩、背、腰、尻、股、膝痛，腨如结，踝如裂，足跟不能履地，䯒衄，喘咳，发痫瘛疭，狂易，大风，伛偻，心痛与背相接，阴肿，妇人孕难，胞衣不下。

附阳二穴，主霍乱转筋，痿厥，风痹不仁，时有寒栗，头项、背膂、髀枢、膝胫皆痛，反张瘛疭。

飞扬二穴，主痔肿体重，不能起坐行立，脚腨酸肿，走痹手足不得屈伸，历节汗出，头背痛，目眩晕，䯒衄，鼽衄，癫疾，寒疟。

承山二穴，主腰、股、膝、腨、足踝肿痛，风痹，痔瘘，便血脏毒，大便艰难，转筋霍乱，伤寒水结。

承筋二穴，主寒痹转筋，阴股肿，脚腨酸，小腹痛，大便难，背胀腰痛，头痛，鼽衄，痔疮，脚跟急痛。

合阳二穴，治腰脊强痛引腹，阴股热，腨酸肿，不能行立，寒疝偏坠，痔瘘，女子血崩带下。

委中二穴，禁灸。四畔紫脉上，宜锋针出血，大经不宜出血。热病汗不出，腰重不能举，小腹坚满，不得大便，足筋紧急，膝头红肿，大风眉发堕落，风痹瘫痪，痈疽发背，便毒等症，并宜出血。血出痫疾皆愈，脚弱不宜出血。

委阳二穴，主腰脊痛不可俯仰，股阴痛不得小便，风痹，淋沥、瘰疬，癫疾，小腹坚，伤寒寒热。

浮郄二穴，主霍乱转筋，小肠热，大肠结，胫外筋急，髀枢不仁，二便不利。

殷门二穴，主腰痛不得俯仰，腰脊、尻臀、股阴寒痛，恶血泄注，外股肿。

承扶二穴，主腰脊尻股引痛，五痔泄血，大小便难，尻臀痈肿。

季胁凡十二穴第三十五[①]

章门二穴，主肠鸣盈盈然，食不化，胁痛不得卧，烦热口干，不嗜食，胸胁支满，喘息心痛，腰痛不得倒，伤食，身黄羸瘦，贲豚，腹肿脊强，四肢懈惰，善恐少气，厥逆，肩臂不举。

京门二穴，主腰痛不得俯仰，寒热，膜胀引背不得息，水道不利，溺黄，少腹急肿，肠鸣洞泄，髀枢引痛。

带脉二穴，主妇人少腹坚痛，月脉不调，带下赤白，里急瘰疬。

五枢二穴，主男子寒疝阴卵上入，小腹痛。

维道二穴，主呕逆不止，三焦不调，水肿，不嗜食。

居髎二穴，主腰引少腹痛，肩引胸臂挛急，手臂不得举而至肩。

《针方》[②] 纷署集终

---

① 第三十五：底本作"第三十四"，底本《纷署集》目录无此目。
② 针方：底本无，据本文体例补。

卷之六　兼罗集

叙曰：针道博矣！大贤识其大者，小贤识其小者，故小言虽卑近，而亦高远之阶梯，何可无也！惟是作《兼罗集》。

玉龙歌[①]共七十八条　一[②]

歌曰：

玉龙之歌世罕得，穴共一百零二十，

研精心手妙如仙，但恐时人自差忒。

中风不语二

中风不语最难医，顶门发际亦堪施，

更向百会明补泻，即时苏醒免灾危。

顶门，即囟会穴，在上星后一寸，可灸七壮，泻之。中风不省，先泻后补；中风不语，单泻。

发际，当是上星穴。

百会，穴在顶中央。取法：前以眉心间印堂穴量起，后以发际量止，折中是穴。针入豆许。中风先补后泻，泻多补少；头风平泻，可灸七壮，宜泻无补。

---

① 玉龙歌：又名《一百二十穴玉龙歌》，明代杨继洲《针灸大成》中简称为《玉龙歌》，最早见载于元代王国瑞《扁鹊神应针灸玉龙经》，为后人托名扁鹊所传。

② 共七十八条 一：底本无，据底本《兼罗集》目录补。

鼻流浊涕三

鼻流浊涕名鼻渊，先补后泻疾可痊，
若是头风并眼痛，上星穴内刺无偏。

上星，穴在督脉，直鼻入发际一寸。有一取法：以掌后横纹当鼻尖，中指尽处是穴。针入三分，可灸七壮。鼻流清涕者单补，流浊涕者单泻，不闻香臭者先补后泻。应穴，太渊。

头风呕吐眼昏四

头风呕吐眼昏花，神庭一穴刺无差，
孩子惊风俱可治，印堂针入艾交加。

神庭，穴当鼻直上，入发际五分。刺入三分，先补后泻，泻多补少，可灸二七壮。看虚实补泻。

印堂，穴当两眉中间宛宛中是穴。刺入一分，先沿皮针透左攒竹，补泻后转归原穴，透①右攒竹，依上补泻，可灸七壮。亦治小儿惊风，灸七壮，大哭为效，不哭者难治。随症补泻，急泻慢补。

项痛牙疼五

颈项强痛回顾难，牙疼病作一般看，
先用承浆明补泻，后针风府疾皆安。

承浆，穴在唇下宛宛中，直针一分，可灸七壮。颈项强痛，

---

① 透：底本作"退"，据文义改。

牙齿虚疼，先泻后补。

风府，穴在项后中行，入发际一寸两筋中央，言语陷下。针入一二分，不可深，深入令人哑，禁灸。随病补泻。

头风一六

头风偏正最难医，丝竹金针亦可施，
沿皮向后透率谷，一针两穴世间稀。

丝竹，穴在眉后入发际陷中，开口取穴。沿皮向后透率谷，禁灸。偏正头风，单泻；眼目昏花，先泻后补。

率谷，穴在耳上，入发际转耳尖点到处是穴。针入一分，沿皮向前透丝竹空，可灸七壮。

头风二七

偏正头风有两般，痰饮之时仔细看，
若还痰饮风池泄，痰饮非时合谷观。

风池，穴在耳后颞颥骨下，大筋外廉，入发际五分。横一寸半透风府，先补后泻，可灸七壮。治偏正头风，痰饮。

合谷，穴在两手虎口歧骨间，动脉应手。直针入一寸半，治证同前。无痰可刺，看虚实补泻之，灸七壮。

口眼歪斜八

口眼歪斜最可嗟，地仓妙穴连颊车，
㖞左泻右依师说，㖞右泻左莫教差。

地仓，穴在口吻旁四分，斜口缝中。针入一分，沿皮斜向上透颊车。

颊车，穴在耳前耳坠下三分，刺入一分，沿皮斜向下透地仓。

鼻塞不闻香臭九

不闻香臭从何治？迎香穴内最堪攻，

先补后泻分明记，金针未出气先通。

迎香，穴在鼻孔旁五分宜缝中，针入一分，泻多补少，沿穴向上。禁灸。应穴，上星穴也。治鼻塞不闻香臭，先补后泻；流浊涕，单泻；流清涕，单补。

耳聋瘰疬十

耳聋气闭实难眠，翳风妙穴莫教偏，

兼治项上生瘰疬，金针泻动疾俱痊。

翳风，穴在耳后陷中，开口得穴。针入五分，宜泻，可灸七壮。耳聋单泻，耳鸣单补，一切瘰疬先泻后补。应穴，合谷。

耳聋十一

耳聋之症最难禁，或痛或痒或蝉鸣，

红肿生疮须用泻，只从听会用金针。

听会：穴在耳珠前陷中，开口得穴。口含尺，方可下针，刺入五分，可灸二七壮。耳疼红肿，单泻；蝉鸣，先补后泻；痛泻痒补；耳中脓，先泻后补。

失音十二

忽然失音语言难，哑门一穴两筋间，

刺穴莫深须是浅，若刺深时疾少安。

哑门，穴在项后，入发际五分两筋陷中。直针入三分，莫深入，令人哑，禁灸。失音先补后泻，头倾注不语单泻。应穴，人中。

眉间痛目昏十三

眉间疼痛最难当，攒竹沿皮刺不妨，

若是目昏同一治，刺入头维目自康。

攒竹，穴在眉尖陷中。针入一分，沿皮透鱼腰，泻多补少，禁灸。两眉棱骨痛单泻，痰饮头风同。眼目昏花，先泻后补；胬肉扳睛，先补后泻。

头维，穴在额角尽处，入发陷中。针入一分，沿皮斜向下透悬颅穴。两额角疼泻，眩晕补，可灸二七壮。

眼睛红肿十四

眼睛红肿痛难熬，怕日羞明徒自焦，

只刺睛明鱼尾穴，太阳出血疾俱消。

睛明，穴在目内眦旁孔中。平针入一寸，单泻，略向鼻，禁灸。

鱼尾，穴在眉外，即瞳子髎尖是穴。针入一分，沿皮向内透鱼腰。羞明先补后泻，红肿单泻，冷泪常流单补，禁灸。

太阳，穴在眉后，即瞳子髎，两额紫脉上皆可出血，用三棱针。

血贯目睛十五

忽然眼痛血贯睛，隐涩羞明最可憎，
若向太阳除毒血，不用金针疾自平。
太阳穴出血法，治上症眼大效。用绢搭膊就胫①一纽，方可下针。应穴，睛明、合谷。

两眼火赤十六

心火炎上两眼红，好将芦叶搐鼻中，
若还搐得毒血出，目内清明显妙功。
内迎香，穴在鼻孔内。用芦叶或箬叶，卷作筒，搐鼻中，出毒血，大治眼红。应穴，合谷。

脊膂强痛十七

脊膂强痛泻人中，挫闪腰疼亦可攻，
委中也是腰疼穴，任君取用要相逢。
人中，穴在鼻柱下三分。针入三分，略向上。治腰疼脊痛，单泻；肾虚痛，先泻后补。
委中，穴在两膝后腘中横纹内。针入一寸，单泻，禁灸。四畔紫脉上皆可用三棱针出血，绝妙。

---

① 胫：据文义，疑为"颈"。

肾虚腰痛十八

肾虚腰痛最难当，动止艰辛自失常，
肾俞二穴如寻得，多加艾火疾无妨。

肾俞，穴在背部十四椎下两旁各一寸半。有一取法，与脐相平，去中行各一寸五分是穴。针分一分，沿皮向外一寸五分，宜补勿泻，灸可二七壮。亦治遗精白浊，诸虚百损。应穴，人中、委中。

腿股风十九

环跳独治腿股风，居髎二穴不落空，
更向委中去毒血，登时移步显神功。

环跳，穴在髀枢中，侧卧伸下足屈上足取之。针入三寸半，补少泻多，灸可三七壮。

居髎，穴在章门下八寸三分，刺入八分，灸随症多寡。

委中，取法见前，禁灸，灸则筋缩。

腿膝无力， 难以移步二十

腿膝无力起身难，穴法由寻风市间，
更灸阴市奇妙穴，纵步能行任往还。

风市，穴在膝外廉上七寸，垂手点到处是穴。针入二寸半，先泻后补，多补少泻，灸三七壮。

阴市，穴在膝上三寸，伏兔穴下宛宛中。针入五分，灸三七壮。

偃偻^①二十一

偃补曲池泻人中，偻补风池泻绝骨，

偻者立伸偃立起，补泻须明切勿忽。

曲池，二穴，在手曲肘横纹中，以手横胸取之。针直入一寸五分，灸三七壮。

人中，一穴，在鼻柱下三分，口含水，凸珠上是穴。针入三分，略向上些。

风池，二穴，在耳后大筋外廉，入发际五分。横一寸半，透风府，可灸七壮。

绝骨，二穴，在足外踝上三寸，绝骨之端，筋骨之间。横针二寸半，可灸二七壮。

腿疼膝头红肿二十二

髋骨能治脚腿疼，膝头红肿痛难禁，

若针膝关并膝眼，妙哉奇效显神灵。

髋骨，二穴，在膝盖骨上一寸半，梁丘穴两旁各一寸。直针入五分，可灸二七壮，补泻随证。一云：禁灸。

膝关，在盖骨下犊鼻穴内廉陷中，横针透膝眼。

寒湿脚气二十三

寒湿脚气最难熬，先针三里及阴交，

---

① 偃偻：弯腰，曲身。《针灸大成》作"伛偻"。

更有一穴绝骨是，才下针时肿便消。

三里，穴在膝下三寸，大骨外，大筋内。平针入一寸五分，宜泻，灸可三十壮。治症看虚实补泻。

三阴交，穴在内踝上三寸，筋骨间。

绝骨，穴在外踝上三寸，筋骨之间。横针入二寸半，灸可二七壮。看病虚实补泻。

足跟红肿 二十四

足跟红肿草鞋风，昆仑二穴可加功，

再取太溪并申脉，三穴同针病没踪。

昆仑，穴在外踝后跟骨上陷中。横针透太溪穴，可灸二七壮，泻多补少。

太溪，穴在足内踝骨后陷中。针透昆仑，可灸二七壮，看症虚实补泻。

申脉，穴在外踝骨节下赤白肉际。横针入五分，禁灸。又名阳跷穴。

脚背疼 二十五

丘墟能治脚背疼，行间一刺疾便轻，

再刺解溪商丘穴，中间补泻要分明。

丘墟，穴在外踝微前三分陷中。斜针入一寸，可灸二七壮。补泻看症虚实寒热，如脚背红肿，出血妙。

行间，穴在足虎口歧骨间。直刺入五分，可灸二七壮。宜泻不宜补，如麻木亦泻。又治浑身蛊胀，单泻。

解溪，穴在足腕上大筋外宛宛中。宜针入五分，看虚实补泻，可灸二七壮。治头风宜先补后泻。

商丘，穴在足内踝微前三分。针入五分，可灸二七壮。详虚实补泻。

行步艰难二十六

行步艰难疾转加，太冲一穴实堪夸，

更取中封并三里，须臾疾去若飞花。

太冲，穴在足行间上二寸两筋间陷中。直针入五分，禁灸。脚背红肿宜出血，看虚实补泻。应穴，昆仑。

中封，穴在内踝前一寸，仰足取大筋内宛宛中。平刺入五分，可灸二七壮，定虚实补泻。又治脚腔①红肿生疮，单泻。

三里，取法见前。

鹤膝风二十七

膝盖红肿鹤膝风，阳陵二穴便可攻，

阴陵亦是奇妙穴，可消红肿即成功。

阳陵泉，穴在膝外辅骨下一指陷中。横针透阴陵泉，泻多补少，禁灸，灸则膝挛不能开。

阴陵泉，穴在膝髌骨下赤白肉际陷中，与阳陵泉对，横针可相透。详证虚实补泻，可灸二七壮。

腕中无力二十八

腕中无力握拘难，举止疼痛不能安，

---

① 腔：据文义，疑作"腕"。

若针腕骨真个妙，此穴须当仔细看。

腕骨，穴在手外侧腕前起骨下陷者中。针入三分，可灸二七壮，泻之。麻木无力宜补。又治发黄五疸。应穴，曲池。

两胛疼痛二十九

两胛疼痛气攻胸，肩井二穴极有功，

此穴元来真气聚，泻多补少应针中。

肩井，穴在肩上缺盆骨尽处，用手按肩柱骨，第三指到处是穴。直针入二寸半①。此穴五脏真气所聚，不宜多补。应穴，支沟，在手外腕后起骨上三寸，直针透间使，宜泻，可灸七壮。

肩胛风气三十

肩胛风气连背疼，胛缝二穴用针明，

五枢本治腰疼痛，入穴分明疾顿轻。

胛缝，穴在两腋缝尖。针入二寸，可灸七壮。详症虚实补泻。又治腋下肿毒，单泻出血。

五枢，穴在环跳上五寸，带脉下三寸。直针入一寸半，可灸二七壮。详症虚实补泻。

两肘拘挛三十一

两肘拘挛筋骨疼，举动艰难实可憎，

若苦屈伸针泻动，曲池尺泽可兼行。

———————————

① 二寸半：肩井穴不宜深刺，疑误。

曲池，穴在手曲肘骨内横纹尖，以手横胸取之。针入一寸半，灸三七壮。两手拘挛，筋紧不开，先泻后补；筋脉拘挛，先补；手握不伸，单补。

尺泽，穴在手肘腕中，大筋外、小筋内陷中。手屈如弓，方可针。针入五分，先补后泻，禁灸。

肩端红肿三十二

肩端红肿痛难当，风湿相搏气血狂，

若是肩髃针中穴，教君顿瘥永无妨。

肩髃，穴在肩端两骨间举臂陷中。针入二寸半，灸二七壮。肩背红肿痛，单泻；手背疼痛，寒湿麻木，单补。应穴，腕骨。

腹中气块三十三

腹中气块去应难，金针宜向内关看，

更向阴跷针照海，腹中疾病总皆安。

内关，穴在掌后横纹上二寸。直针透外关，先补后泻，禁灸。治腹中胁肋疼痛，先泻；胸中痞闷，先补。

照海，穴在内踝骨下赤白肉际。横针入寸半，小便不通，泻之立通。

腹中疼痛三十四

腹中疼痛最难当，大陵外关仔细详，

若是腹疼并痞结，支沟奇妙穴非常。

大陵，穴在掌后横纹两筋间。直刺入三分，可灸二七壮。详虚实补泻。

外关：穴在手腕后二寸。直针透内关，先补后泻，可灸二七壮。

支沟，穴在腕后三寸两骨中。直针透间使。

脾寒三十五

脾寒之症最可怜，有寒有热两熬煎，

间使二穴针泻动，热泻寒补病俱安。

间使，穴在掌后三寸两筋间。直针透支沟，灸三七壮。先寒后热，先补后泻；先热后寒，先泻后补。热多单泻，寒多单补。百劳、后溪，可灸二七壮。

九种心痛三十六

九种心痛及脾疼，上脘穴内可金针，

若还脾败中脘补，两针神效免灾侵。

上脘，穴在腹中行巨阙下寸半。直针入二寸半。

中脘，穴在脐上四寸。直针入二寸半。此穴多补，可灸五十壮。

痔漏三十七

痔漏之疾亦可憎，里急后重最难禁，

或疼或痒或下血，二白穴从掌后寻。

二白，穴在掌后横纹上四寸，两穴相对，内穴在两筋中间，外穴在大筋外。禁刺，可灸二七壮。应穴，承山。

三焦热壅三十八

三焦邪热壅三焦，舌干口苦不和调，

针刺关冲出毒血，口生津液气俱消。

关冲，穴在小指次指之端，去爪甲角如韭叶。针入一分，沿皮向后三分，禁灸。治三焦邪热，单泻；三焦受寒吐涎，单补；胸膈痞闷，先补后泻。应穴，支沟。

中风不省三十九

中风之症或不省，中冲一穴不须寻，

先补后泻如不应，再刺人中立便醒。

中冲，穴在中指端。针入一分，沿皮向后三分，灸三壮。治中风不省，先补后泻；暴哑，先泻后补；心痛不省，单泻。

人中，平针三分，可灸三壮。

手背红肿四十

手背红肿连腕疼，液门穴内用金针，

更有一穴名中渚，多泻不补疾还轻。

液门，穴在小指次指间陷者中。针入一分，沿皮向后透阳池穴，宜单泻，及弹针出血为妙。手臂冷风痛，先补。

中渚，穴在小指次指本节后陷者中。刺入一分，沿皮透腕骨穴，宜泻。

心病四十一

少冲穴在手少阴，其穴功多必可针，

心虚胆寒还补泻，热壅上焦通里寻。

少冲，穴在手小指内廉之端。针入一分，沿皮向后三分。治心经一切病。惊怕，先泻后补；心虚，单补。禁灸。

通里，穴在腕后一寸。直针入一寸，宜泻，禁灸。

时疫疟疾四十二

时疫疟疾最难禁，穴法原来用得明，

后溪奇穴如寻得，百劳兼施疾无存。

后溪，穴在小指外侧本节后陷者中。针入一寸。治一切癫狂不识尊卑，五痫，疟疾。看虚实补泻。

百劳，穴在背第一椎骨尖。灸二七壮，针入三分，泻。

牙疼反胃四十三

牙疼阵阵痛相煎，二间妙穴莫轻传，

若还反胃并吐食，中魁奇穴亦相便。

二间，穴在手大指次指本节前内侧陷者中。针入一分，沿皮向后三分，可七壮。

中魁，穴在手中指第二节尖。灸七壮。治反胃五噎，一切牙疼。禁针①。

---

① 针：底本作"灸"，据文义改。

乳蛾四十四

乳蛾之症最难医，急用金针病可除，

若还迟滞人难疗，少商出血号明医。

少商，穴在手大指端内侧，去爪甲角如韭叶。出血，乳蛾立消。

瘰疹瘰疬四十五

瘰疹之疾有多般，此症从来治疗难，

天井二穴多着艾，更医瘰疬疾皆安。

天井，穴在肘尖大骨上陷中。取法：用手拄腰，方可下针。内少海，外小海，中天井。治手肘骨痛，并一切麻疮。瘰疬未破者，单泻；已破者，先泻后补。

咳嗽痰涎四十六

咳嗽风涎及寒痰，列缺穴内用针堪，

太渊亦治肺咳嗽，此穴尤宜灸大安。

列缺，穴在臂内上骨下廉，腕后一寸五分。治咳嗽寒痰，先补后泻；偏正头风，单泻；眼泪，先补后泻。

太渊，穴在掌后陷中。治偏正头风、牙疼，先补后泻；手腕冷风，先泻后补。

呆痴五痫四十七

呆痴一症难医治，不识尊卑最苦人，

神门独治痴呆症，转手骨开得穴真。

神门，穴在掌后兑骨端。治伤寒发狂，单泻；发寒睡不省，单补；及治五痫。

虚烦面赤， 心中惊惧怔忡四十八

连月虚烦面赤妆，心中惊惧亦难当，

通里奇穴如寻得，金针一试即安康。

通里，穴在腕后一寸。针入五分，泻，禁灸。应穴，心俞。治惊惧怔忡。

风沿烂眼四十九

风沿烂眼可人憎，泪出汪汪亦苦辛，

大小骨空皆妙处，艾火须当识得真。

大骨空，穴在手大指本节尖。灸七壮，禁针。治目痛，失明，怕日，风沿烂眼，迎风下泪。又同二间穴治病。

小骨空，穴在手小指第二节尖。灸七壮，禁针。治目羞明怕日，烂眼，迎风冷泪，吹之。

妇人吹乳五十

妇人吹乳肿难熬，吐得风涎痛便消，

少泽穴内明补泻，即时神效不须焦。

少泽，穴在手小指外侧端，去爪甲角如韭叶。刺入一分，沿皮向后三分。乳痈，单泻；鼻衄，单补为效。

发热盗汗五十一

满身发热病为虚，盗汗淋淋渐弱躯，
百劳妙穴椎骨上，一下金针疾便除。

百劳，穴在背中行第一椎陷者中。针入三分，灸二七壮。发热，单泻；盗汗，单补；骨节疼及脾寒等症，看虚实补泻。应穴，肺俞。

咳嗽腰疼黄疸五十二

忽然咳嗽腰膂疼，身柱由来穴更真，
至阳亦医黄疸病，补先泻后妙如神。

身柱，穴在背中行第三椎骨尖。针入三分，可灸二七壮，泻之。发黄，先补后泻。

至阳，穴在第七椎骨节尖。针入三分，可灸七壮。

老人小便多五十三

老人肾虚小便多，夜间起动若如何，
命门若得金针助，肾俞加艾疾皆和。

命门，穴在背十四椎下，与脐平。可灸二七壮，禁针。治遗精白浊，妇人经事不调，赤白带下。

肾俞，取法如前。

九般痔疾五十四

九般痔疾最伤人，承山二穴妙如神，

更有一穴长强是，大补①呻吟得穴真。

承山，穴在腨肠下分肉间陷者中。针入七分，可灸二七壮。治疼痛便血脏毒，单泻；霍乱转筋，单补。

长强，穴在尾骶骨端。刺入三分，大痛无喜是穴。泻，可灸二七壮。又治猢狲劳，并囊痒。

咳嗽痰多五十五

伤风不解嗽频频，日久难医劳病成，
咳嗽须针肺俞穴，痰多必用丰隆轻。

肺俞，穴在背第三椎下两旁各一寸五分。针入一分，沿皮向外一寸半，看虚实补泻，可灸五十壮。治肺家嗽红痰，并久嗽，先补；寒痰，单补。

丰隆，穴在外踝上八寸，胻外廉陷者中。针入二寸半，看症虚实补泻，可灸二七壮。治一切痰饮。

虚损失精五十六

膏肓一穴治虚损，取法从来难度量，
穴禁用针宜着艾，百壮尤加始得良。

膏肓，穴在四椎之下，五椎之上，各去中行三寸。积灸六百壮至千壮。应穴，三里。

腠理不密， 咳嗽常频五十七

腠理不密咳嗽频，鼻流清涕气昏沉，

---

① 补：据文义，疑作"痛"。

喷嚏须针风门穴，咳嗽还当灸太渊。

风门，穴在第二椎下两旁各一寸五分。针入一分，沿皮向外一寸半，灸百壮。腠理不密，可补；痰盛热咳气喘，可泻。应穴，列缺，可灸七壮，沿皮针透太渊，补泻如上。

胆寒心惊， 遗精白浊， 夜梦鬼交五十八

胆寒犹是怕惊心，遗精白浊最难禁，

夜梦鬼交心俞穴，白环俞穴一般行。

心俞，穴在第五椎下两旁各一寸五分。针入一分，沿皮向外一寸半，灸七壮，不可多灸，先补后泻，不宜多补。

白环俞，穴在二十一椎下两旁各一寸五分。直针入一寸半，可灸五十壮。

肝虚目昏五十九

肝家少血目昏花，能补肝俞力便加，

更宜三里频泻动，光还血益目无差。

肝俞，穴在第九椎下两旁各一寸五分。针入一分，沿皮向外一寸半，灸七壮，不可灸多，多灸则伤目光。此穴补多泻少，看证虚实补泻。

三里，取法如前。

反胃吐食六十

脾家之症有多般，反胃吐食两证看，

黄疸亦须腕骨灸，针着中脘病自安。

腕骨，穴在手外侧，腕前起骨下陷者中。针入三分，可灸二七壮。

中脘，穴法同前。

伤寒无汗、 汗多六十一

伤寒无汗泻复溜，汗多最用合谷收，

若还六脉俱微细，下针才补脉还浮。

复溜，穴在内踝上二寸筋骨陷中。针入三分，灸可二七壮。

合谷，取法如前。

大便不通六十二

大便闭塞不能通，照海分明在足中，

更有支沟来泻动，始知妙穴有神功。

照海、支沟，取法并同前。应穴，昆仑。

小腹胀满， 气上攻心， 小便急痛， 下身水肿六十三

小腹胀满气攻心，内庭二穴刺须真，

两足有水临泣泻，无水之时不用针。

内庭，穴在足大趾次趾外间，歧骨后三分陷中。针入五分，灸二七壮，泻。治小腹胀，小便不通，先补后泻；小便急痛，单泻；腹中雷鸣，单补；膨胀，看虚实补泻。

临泣，穴在足小趾次趾本节后外侧筋骨缝陷者中。针入三分，可以出一身之水。用香油抹穴道，则针穴不闭。亦治面目红肿疼痛。

七疝偏疼六十四

七疝偏疼取大敦，穴法从来拇指间，
不问肾弦并水肾，金针泻动即时安。

大敦，穴在足大趾端直甲后，去爪甲如韭叶及三毛中。针入一分，沿皮向后三分，单泻无补。肾弦寒湿脚气大好。应穴，三阴交。

传尸痨病六十五

传尸痨病最难医，涌泉穴内疗虚危，
痰多须向丰隆泻，气喘丹田亦可施。

涌泉，穴在足心陷者中，屈足蜷趾宛宛内。针入三分，先补后泻。伤寒痨瘵，有血可疗，无血则危，欲出血须弹针。

丰隆，法取如前。

丹田，穴在脐下二寸。刺入五分，灸二七壮。

浑身疼痛六十六

浑身疼痛疾非常，不定穴中宜细详，
有筋有骨须浅刺，着艾临时要度量。

不定穴，但随痛处用针，即天应穴。要看筋骨，卧针泻之，止刺出血无妨，灸宜少。

满手生疮，　心胸大闷，　气攻心腹六十七

满手生疮不可禁，劳宫二穴掌中寻，

心胸大闷大陵泻，气攻心腹一般针。

劳官，穴在掌中央动脉中，屈无名指点到处是穴。针入三分，泻，可灸二七壮。

大陵，穴在掌后横纹两筋间陷中。兼治反胃吐食心疼。

哮喘六十八

哮喘一症大难当，夜间失睡气遑遑，

天突妙穴如寻得，膻中一灸便安康。

天突，穴在结喉下三寸中央宛宛中。斜针略向下五分，灸二七壮，泻。

膻中，穴在两乳之间。灸二七壮，禁针。治哮喘，胸满痞闷。

五痫六十九

鸠尾独治五般痫，此穴还当仔细看，

若得老师真妙诀，金针一刺便平安。

鸠尾，穴在膺前蔽骨下五分。直针入三分，针头向下施二寸半；灸二七壮，不宜多灸，使人健忘。非老师高手不能针。应穴，神门。

气喘又方七十

气喘绵绵睡不安，何当日夜苦相煎，

若得璇玑真个好，更针气海疾安然。

璇玑，穴在天突下一寸中央陷者中。直针入三分，可灸二七壮，泻。应穴，列缺。

疝气又方 七十一

肾弦疝气发得频，气上冲心苦死人，

法取气冲大敦穴，二穴须教认得真。

气冲，穴在脐下横骨两端，去中行各二寸，动脉应手。刺入三分，灸三壮。不宜多灸，不幸使人不得息。

大敦，取法如前。

水病腹膨 七十二

水病之症最难熬，满腹膨煎不得消，

先灸水分通水道，复针三里及阴交。

水分，穴在脐上一寸。针入二寸半，可灸五十壮。单腹胀，宜泻；气满腹痛，先补后泻。

三里、阴交，取法同前。

肾气冲心 七十三

肾气冲心最难为，须用金针疾自除，

若得关元并带脉，奇功成处显明医。

关元，穴在脐下三寸。针入二寸半，可灸随身①壮。

带脉，穴在季胁下一寸八分。针入一分，沿皮向外一寸半，可灸五十壮。看证虚实补泻。

---

① 身：据文义，疑作"年"。

妇人带下七十四

妇人带下疗应难，虚惫招游不自安，

中极补多宜泻少，灸功休作等闲看。

中极，穴在脐下四寸。直针入二寸半，可灸五十壮。赤泻白
补；血气攻心，先泻后补；妇人无子，针灸宜补。应穴，白环俞。

气喘风痰咳嗽三出方 七十五

哮喘咳嗽痰饮多，才下金针疾便和，

俞府乳根一般刺，气喘风痰渐渐磨。

俞府，穴在璇玑旁各二寸，仰取之。针入一分，沿皮向外一
寸半，灸二七壮。痰浓，泻；痰清，补。

乳根，穴在乳下一寸六分。针入二分，沿皮向外一寸半，灸
二七壮。

伤寒过经未解七十六

伤寒过经犹未轻，须取期门穴上针，

忽然气喘攻胸膈，三里泻多须用心。

期门，穴在乳下二寸第二肋端。针入一分，沿皮向外一寸半，
先补后泻，可灸二七壮。

脾泄七十七

脾泄之症最难瘥，天枢妙穴刺莫嗟，

此是人身脾胃疾，艾火攻多疾更佳。

天枢，穴在脐旁各二寸。针入二寸半，灸五十壮，宜补。应穴，脾俞。法如前。

口气七十八

口气之疾亦堪憎，因为劳神苦用心，

大陵穴并人中泻，口气潜消心自清。

大陵、人中，取法如前。

穴法浅深合穴中，补泻分明显妙功，

刺家要治诸般疾，须向明师访《玉龙》。

玉龙赋七十九

夫参博以为要，捃简而舍烦，总玉龙以成赋，信金针以获安。原夫卒暴中风，顶门、百会；脚气连延，里、绝、三交。头风鼻渊，上星可用；耳聋腮肿，听会偏高。攒竹、头维，治目疼头痛；乳根、俞府，疗嗽气痰哮。风市、阴市，驱腿脚之乏力；阴陵、阳陵，除膝肿之难熬。二白医痔瘘，间使剿疟疾，大敦去疝气，膏肓补虚劳。天井治瘰疬瘾疹，神门治呆痴笑嗃。咳嗽风痰，太渊、列缺宜刺；羸赢喘促，璇玑、气海当知。期门、大敦，能治坚痃疝气；劳宫、大陵，可疗心闷疮痍。心悸虚烦刺三里，时疫疟疾寻后溪。绝骨、三里、阴交，脚气宜此；睛明、太阳、鱼尾，目症凭兹。老者便多，命门兼肾俞而着艾；妇人乳肿，少泽与太阳之可推。身柱蠲嗽，能除膂痛；至阳却疸，善治神疲。长强、承山，灸痔最妙；丰隆、肺俞，痰嗽称奇。风门主伤冒寒邪之嗽，天枢理感患脾泄之危。风池、绝骨，能疗乎偃偻；人中、曲池，可治其委伛。期门刺伤寒未解，经不再传；鸠尾针痫癫已发，慎其妄施。阴交、水分、三里，膨胀宜刺；商丘、解溪、丘墟，脚痛堪追。尺泽理筋急之不幸，腕骨疗手腕之难移。肩脊痛兮，五枢兼于背缝；肘挛疼兮，尺泽合于曲池。风湿搏于两肩，肩髃可疗；壅热盛乎三焦，关冲最宜。手臂红肿，中渚①、液门要辨；脾虚黄疸，腕骨、中脘何疑。伤寒无汗，攻复溜宜泻；伤寒有汗，取合谷当随。欲调饱满之气逆，三里可胜；要起六脉之沉匿，复溜称神。照海、支沟，通大便之秘；内庭②、临泣，理小腹之膨。

　　天突、膻中医喘嗽，地仓、颊车疗口㖞。迎香攻鼻窒为最，肩井除臂痛如拿。二间治牙疼，中魁理反胃而即瘥；百劳止虚汗，通里疗心惊而立愈。大小骨空，治眼烂能止冷泪；左右太阳，医目疼善除血翳。心俞、肾俞，治腰肾虚乏之梦遗；人中、委中，除腰脊痛闪之难制。太溪、昆仑、申脉，最疗足肿之迍；涌泉、关元、丰隆，为治尸劳之例。印堂治其惊搐，神庭理乎头风。大陵、人中频泻，口气全除；带脉、关元多灸，肾败堪扶③。腿脚重疼，针髋骨、膝眼、绝骨；行步艰楚，刺三里、中封、太冲。取内关并照海，医腹疾之块；搐迎香于鼻内，消眼热之红。肚痛秘结，大陵合外关于支沟；腿风湿痛，居髎兼环跳于委中。上脘、中脘，治九种之心痛；赤带、白带，求中极之异同。又若心虚热壅，少冲明于济夺；目昏血溢，肝俞辨其实虚。当心传之玄要，究手法之疾徐。或值挫④闪疼痛之不定⑤，此为难拟定穴之可祛。辑管见以便蒙读，幸高明而无哂诸。

---

① 中渚：底本作"中注"，据现代通用穴位名改。
② 内庭：底本作"内廷"，据现代通用穴位名改。
③ 扶：《针灸聚英》作"攻"。
④ 挫：底本作"坐"，据《针灸聚英》改。
⑤ 定：底本作"足"，据《针灸聚英》改。

天元太乙歌 即《席弘赋》① 八十

先师秘传《神应经》，太乙通玄法最灵。

句句言辞多奥秘，万两黄金学也轻。

熟记不忘多效验，治病如神了在心。

口内将针多温暖，便观患者审浮沉。

阴病用阳阳用阴，分明便取阴阳神。

虚则宜补实宜泻，气应真时病绝根。

气至如摆活龙尾，未至停针宜待气。

气刺两乳求太渊，未应之时针列缺。

列缺头疼及偏正，重泻太渊无不应。

耳聋气闭听会针，迎香穴泻功如神。

谁知天突治喉风，虚喘须寻三里中。

手挛肩脊痛难忍，合谷仍须泻太冲。

曲池主手不如意，合谷针时宜仔细。

心疼手颤少海间，若要除根针阴市。

但患伤寒两耳聋，耳门听会疾如风。

五般肘疼针尺泽，泠渊一刺有神功。

手三里兮足三里，食癖气块兼能治。

鸠尾独治五般痫，若刺涌泉人不死。

大凡疟痦最宜针，穴法从来着意寻。

以手按疟无转动，随深随浅向中心。

胃中有积刺璇玑，三里功多人不知。

阴陵泉治心胸满，针到承山饮食思。

---

① 天元太乙歌，即《席弘赋》：吴崑将《针灸聚英》中两首歌赋合为一首。

大椎若连长强寻，小肠气痛即行针。

委中专治腰间痛，脚膝肿时寻至阴。

气滞腰疼不能立，横骨大都宜救急。

气海专能治五淋，更针三里随呼吸。

期门穴主伤寒患，六日过经犹未汗。

但向乳根二肋间，又治妇人生产难。

耳内蝉鸣腰欲折，膝下明存三里穴。

若能补泻五会间，且莫向人容易说。

睛明治眼未效时，合谷光明安可缺。

人中治癫功最高，十三鬼穴不须饶。

水肿水分兼气海，皮内随针气自消。

冷嗽先宜补合谷，却须针泻三阴交。

牙疼腰痛并咽痹，二间阳溪疾怎逃。

更有三间肾俞妙，善除肩背浮风劳。

若针肩井须三里，不刺之时气未调。

最是阳陵泉一穴，膝间疼痛用针烧。

委中腰痛脚挛急，取得其经血自调。

脚痛膝肿针三里，悬钟二陵三阴交。

更向太冲须引气，指头麻木自轻飘。

转筋目眩针鱼腹，承山昆仑立便消。

肚疼须是公孙妙，内关相应必然瘳。

冷风冷痹疾难愈，环跳腰俞①针与烧。

风府风池寻得到，伤寒百病一时消。

阳明二日寻风府，呕吐还须上脘疗。

妇人心痛心俞②穴，男子疝癖三里高。

---

① 腰俞：底本作"腰间"，据《针灸聚英·席弘赋》改。

② 心俞：底本作"心癖"，据《针灸聚英·席弘赋》改。

小便不禁关元好，大便闭塞大敦烧。

髋骨腿疼三里泻，复溜气滞便离腰。

从来风府最难针，却用工夫度浅深。

倘若膀胱气未散，更宜三里穴中寻。

若是七疝小腹痛，照海阴交曲泉针。

又不应时求气海，关元同泻效如神。

小肠气撮痛连脐，速泻阴交莫在迟。

良久涌泉针取气，此中玄妙少人知。

小儿脱肛患多时，先灸百会次鸠尾。

久患伤寒肩背痛，但针中渚得其宜。

肩上痛连脐不休，手中三里便须求。

下针麻重即须泻，得气之时不用留。

腰连胯痛不大便，即于三里攻其隘。

气上攻噎不住时，气海针之立便瘥。

补自卯南转针高，泻从卯北莫辞劳。

逼针泻气令须吸，若补随呼气自调。

左右捻针寻子午，抽针行气自迢迢。

用针补泻分明说，更用搜穷本与标。

咽喉最急先百会，太冲照海及阴交。

学者潜心宜熟读，《席弘》治病最名高。

百证①赋八十一

百证俞穴，再三用心。囟会连于玉枕，头风疗以金针。悬颅、颔厌之中，偏头痛止；强间、丰隆之际，头痛难禁。原夫面肿虚

---

① 证：底本作"订"，据《针灸聚英》改。《针灸聚英》："曰百证者，宜其曲尽百般病证针刺也。"下文同，不出注。

浮，须仗水沟、前顶；耳聋气闭，全凭听会、翳风。面上虫行，迎香可取，耳中蝉噪，听会堪愈。目眩兮，支正、飞扬；目黄兮，阳纲、胆俞。扳睛攻少泽、肝俞之所；泪出刺临泣、头维之处。目中漠漠，即寻攒竹、三间；目觉䀮䀮，急取养老、天柱。观其雀目汗气，睛明、行间而细推；审它项强伤寒，温溜、期门而可主。廉泉、中冲，舌下肿疼堪追；天府、合谷，鼻中衄血宜取。耳门、丝竹空，住牙疼于顷刻；颊车、地仓穴，正口㖞于片时。喉痛兮，液门、鱼际去疗；转筋兮，金门、丘墟来医。阳谷、侠溪，颌肿口噤并治；少商、曲泽，血虚口渴同施。通天去鼻内无闻之苦，复溜去舌干口噪之悲。哑门、关冲，舌缓不语而要紧；天鼎、间使，失音嗫嚅而休迟。太冲泻唇吻以速愈，承浆泻牙疼而即移。项强多恶风，束骨相连于天柱；热病汗不出，大都更接于经渠。且如两臂顽麻，少海就旁于三里；半身不遂，阳陵远达于曲池。建里、内关，扫尽胸中之苦闷；劳宫、脾俞，祛残心下之悲凄。久知胁肋疼痛，气户、华盖有灵；腹内肠鸣，下脘、陷谷能定。胸胁支满何疗，章门、不容①细寻；膈疼饮蓄难禁，膻中、巨阙便针②。胸满更加噎塞，中府、意舍所行；胸膈停留瘀血，胃俞③、巨髎宜整。胸满项强，神藏、璇玑已试；背连腰痛，白环、委中曾经。脊强兮，水道、筋缩④；目眩兮，颧髎、大迎。痓病非颅息⑤而不愈，脐风须然谷而易醒。委阳、天池，腋肿针而速散；后溪、环跳，腿疼刺而即轻。梦魇不宁，厉兑相谐于隐白；发狂奔走，上脘同起于神门。惊悸怔忡，取阳交、解溪勿误；反张悲哭，仗天冲、大横须精。癫疾必身柱、本神之合；发热仗少冲、曲池

① 不容：底本作"不用"，据现代通用穴位名及《针灸聚英》改。
② 针：底本作"审"，据《针灸聚英》《针灸大成》改。
③ 胃俞：《针灸聚英》作"肾俞"。
④ 筋缩：底本作"筋束"，据现代通用穴位名及《针灸聚英》改。
⑤ 颅息：底本作"颅囟"，据现代通用穴位名及《针灸聚英》改。

之津。岁热时行，陶道复求中膂①理；风痫常发，神道须还心俞宁。湿寒湿热下髎定，厥寒厥热涌泉清。寒栗恶寒，二间疏通阴郄暗；烦心呕吐，幽门闭彻玉堂明。行间、涌泉，主消渴之肾竭；阴陵、水分，去水肿之脐盈。痨瘵传尸，趋魄户、膏肓之路；中邪霍乱，寻阴谷、三里之程。治疸消黄，谐后溪、劳宫而看；倦言嗜卧，往通里、大钟而明。咳嗽连声，肺俞须迎天突穴，小便赤涩，兑端独泻太阳经。刺长强于承山，善主肠风新下血，针三阴于气海，专司白浊久遗精。且如肓俞、横骨，泻五淋之久积；阴郄、后溪，治盗汗之多出。脾虚谷以不消，脾俞、膀胱俞觅；胃冷食而难化，魂门、胃俞堪责。鼻痔必取龈交，瘿气须求浮白。大敦、照海，患寒症而善蠲；五里、臂臑，生疬疮而能愈。至阴、屋翳，除痒疾之疼多；肩髃、阳溪，消瘾风之热极。抑又论妇人经事改常，自有地机、血海；女子少气漏血，不无交信、合阳。带下产崩，冲门、气冲宜审；月潮违限，天枢、水泉细详。肩井乳痈而极效，商丘痔瘤而最良。脱肛趋百会、尾翳之所，无子搜阴交、石关之乡。中脘主乎积痢，外丘收乎大肠。寒疟兮，商阳、太溪验；痃癖兮，冲门、血海强。夫医乃人之司命，非志士而莫为；针乃理之渊微，须至人之指教。先究其病源，后攻其穴道，随手见功，应针取效。方知玄里之玄，始达妙中之妙。此篇不尽，略举其要。

肘后歌八十二

头面之疾针至阴，腿脚有疾风府寻。
心胸有病少府泻，脐腹有病曲泉针。

---

① 中膂：《针灸聚英》《针灸大成》作"肺俞"。

肩背诸疾中渚下，腰膝强痛交信凭。

胁肋腿胯后溪妙，股膝肿起太冲灵。

阴核发来如升大，百会妙穴真可惊。

顶心头痛眼不开，涌泉下针足安泰。

鹤膝肿痛难移步，二陵犊鼻针殊巧。

尺泽能舒肘骨疼，更有一穴曲池妙。

根寻源流要安愈，加以风府功非小。

更有手臂拘挛急，尺泽刺深去不仁。

腰背若患挛急风，曲池一寸五分攻。

五痔原因热血作，承山须下病无踪。

哮喘发来寝不得，丰隆刺入三寸中。

狂言盗汗如见鬼，惺惺间使下针美。

骨寒髓冷火来治，灵道妙穴分明记。

疟疾寒热真可畏，须知虚实可用意。

间使宜透支沟中，大椎①七壮合圣治。

连日频频发不休，金门刺深可无忧。

疟疾三日一发举，先寒后热无他语。

寒多热少取复溜，热多寒少用间使。

或患伤寒热未休，牙关风壅药难投。

项强反张目直视，金针用意列缺求。

伤寒四肢厥逆冷，脉气无时仔细审。

神奇妙穴真有一，复溜踝上二寸省。

四肢阳厥脉气浮，须晓阴阳倒换求。

寒则须补绝骨是，热则绝骨泻无忧。

脉若浮洪当泻解，沉细之时补便瘳。

---

① 大椎：底本作"大狂"，据《针灸聚英》改。

百合伤寒最难医，妙法神针用意推。
口噤眼合药不一，合谷一针效甚奇。
狐惑伤寒满口疮，须下黄连犀角汤。
虫在脏腑食肌肉，须要神针刺地仓。
伤寒腹痛虫寻食，吐蛔乌梅宜早尝。
十日九日必定死，中脘回还胃气强。
伤寒痞气结胸中，两目昏黄汗不通。
涌泉妙穴三分许，速使周身汗自通。
伤寒痞结胁积痛，期门刺后见深功。
当汗不汗合谷泻，自汗发黄复溜凭。
飞虎一穴通痞气，祛风引气使安宁。
刚柔二痉最乖张，口噤眼合面红妆。
热入血室心肺胀，须刺期门及少商。
中满如何去得根，阴包如刺效如神。
不论老幼依法用，须教患者便抬身。
打扑伤损破伤风，先于痛处下针攻。
后向承山立作效，甄权留下意无穷。
腰腿疼痛十来春，应针不了便惺惺。
大都引气探根本，服药寻方枉费金。
脚膝经年痛不休，内外踝边用意求。
穴号昆仑并吕细，应能消散即时瘳。
风痹痿厥如何治，大杼曲泉真二美。
两足两胁痛难伸，飞虎针之效甚灵。
腰软如何去得根，委中立见效如神。

通玄指要赋[①]八十三

　　必欲治病，莫如用针。巧运神机之妙，工开圣理之深。外取砭针，能蠲邪而辅正；中含水火，善回阳而倒阴。

　　原夫络别支殊，经交错综，或沟渠溪谷以歧异，或山海丘陵而隙共，斯流派以难揆，在条纲而有统。理繁而昧，纵补泻以何功？法捷而明，自迎随而得用。

　　且如行步难移，太冲最奇。人中除脊膂之强痛，神门去心性之呆痴。风伤项急，始求于风府；头晕目眩，要觅于风池。耳闭须听会而治也，眼痛则合谷以推之。胸结身黄，取涌泉而即可；胸昏目赤，泻攒竹以便宜。若两肘之拘挛，仗曲池而平扫；四肢之懈惰，凭照海以消除[②]。牙齿痛吕细堪治，颈项强承浆可保。太白宣道于气冲，阴陵开通于水道。腹膜而胀，夺内庭以休迟；筋转而疼，泻承山之在早。

　　大抵脚腕痛，昆仑可解；腑膝痛，阴市能医。痫发癫狂，凭后溪而料理；疟生寒热，仗间使以扶持。期门罢胸满血膨而可已，劳宫退反胃心痛以何疑！

　　稽夫大敦去七疝之偏疼，王公谓此；三里却五劳之羸瘦，华佗言斯。固知腕骨祛黄，然谷泻肾，行间治膝肿腰疼，尺泽去肘疼筋紧。目昏不见，二间宜取；鼻窒无闻，迎香可引。肩井除两胛风难任，竹空疗偏头疼不忍。咳嗽寒痰，列缺堪凭；眵䁾冷泪，临泣尤准。髋骨将腿痛以祛残，肾俞把腰疼而泻尽。越人治尸厥于维会，随手而苏；文伯泻死胎于三阴，应针而殒。

---

① 通玄指要赋：即《流注指要赋》，为元代针灸医家窦汉卿传其师李氏经验而作的针灸歌赋。

② 四肢之懈惰，凭照海以消除：底本无，据《针灸聚英》《针灸大全》补。

所谓诸痛为实，但麻曰虚。实则自外而入也，虚则自内而出欤！是故济母而裨其不足，夺子而平其有余。观二十七之经络，一一明辨；据四百四之疾症，件件皆除。故得夭枉都无，跻斯民于寿域；几微以判，彰往古之玄书。

抑又闻心胸病，求掌后之大陵；肩背疼，责肘前之三里。冷痹肾败①，取足阳明之土；连脐腹痛，泻足少阴之水。脊间心后者，针中渚而立瘥；胁下肋边者，刺阳陵而即止。头项痛，拟后溪以安然；腰脚疼，在委中而已矣。夫用针之士，于此理苟能明焉，收祛邪之功，尤在乎捻指。

灵光赋 八十四

黄帝岐伯针灸诀，依他经里分明说。
三阴三阳十二经，更有奇经分八脉。
灵光典注极幽深，偏正头疼泻列缺。
睛明治眼肉睛攀，耳聋气痞听会间。
两鼻齆衄针禾髎，鼻窒不闻迎香间。
治气上壅足三里，天突宛中治喘痰。
心疼手颤针少海，少泽应除心下寒。
两足拘挛觅阴市，五般腰痛委中安。
脾俞不动泻丘墟，复溜治肿如神医。
犊鼻治疗风邪疾，住喘脚痛昆仑愈。
后跟痛在仆参求，承山筋转并久②痔。
足掌下去寻涌泉，此法千金莫妄传。
此穴多治妇人疾，男蛊女孕两病痊。

---

① 败：底本作"腧"，据《针灸聚英》改。
② 久：底本作"灸"，据《针灸聚英》《针灸大成》改。

百会鸠尾治痢疾，大小肠俞大小便。

气海血海疗五淋，中脘下脘治腹坚。

伤寒过经期门愈，气刺两乳求太渊。

大敦二穴主偏坠，水沟间使治邪癫。

吐血定喘补尺泽，地仓能止口流涎。

劳宫医得身劳倦，水肿水分灸即安。

五指不伸中渚取，颊车可针患齿愈。

阴跷阳跷两踝边，脚气四穴先寻取。

阴阳陵泉亦主之，阴跷阳跷与三里。

诸穴一般治脚气，在腰玄枢宜正取。

膏肓旧传治百病，灸得真切病须愈。

针灸一穴数病除，学者尤宜仔细取。

悟得明师流注法，头目有病针四肢。

针有补泻明呼吸，穴应五行顺四时。

悟得人身中造化，此歌依旧是筌蹄。

流注指微赋[①]八十五

疾居荣卫，扶救者针。观虚实与肥瘦，辨四时之浅深。取穴之法，但分阴阳与溪谷；迎随逆顺，须晓血气与升沉。

原夫指微论中，积义成赋，知本时之气开，说经络之流注。每披文而参其法，篇篇之誓审；寻复经以察其言，字字之明论。疑隐皆知，实虚总附。移疼住痛之有神，针下获安；暴疾痾至危笃，刺之勿误。

详夫阴日血引，值阳气流，口温针暖，牢濡深求。诸经十二

---

① 流注指微赋：金代何若愚作，初载于《子午流注针经》，是一篇关于子午流注法的早期著作。

作数，络脉十五为周；阴俞六十脏主，阳穴七二腑收。刺阳经①者，可卧针而取；夺血络者，先俾指而柔。呼为迎而吸作补，逆为夺而从何忧。淹疾延患，着灸之由。躁烦药饵而难拯，必取八会；痈肿奇经而畜邪，须用砭镵。

　　况乎甲胆乙肝，丁心壬水。生我者号母，我生者名子。春井夏荥乃邪在，秋经冬合乃刺矣。犯禁忌而病复，用日衰而难已。孙络在于肉分，血行出于支里。闷昏针运，经虚补络必然；疼实痒虚，泻子随母要指。

　　想夫先贤迅效，无出于针；今人愈疾，岂难于医。徐文伯泻孕于苑内，斯由甚速；范九思疗咽于江夏，闻见言希。

　　大抵古今遗迹，后世皆师。王纂针魅而立康，獭从被出；秋夫疗鬼而获效，魂免伤悲。既而秘旨幽微，用针②直诀。窍齐于筋骨皮肉，要察于强弱久新，腑脏寒热。接气通经，短长根据法③；里外之④绝，羸盈必别。勿刺大劳，使人气乱而神随；慎妄呼吸，防他针昏而闭血。又以常寻古义，由有藏机。遇高贤真趣，则超然得悟；逢达人示教，则表我扶危。男女气脉，分时合度，母子时克，注穴须依。

　　今详定疗病之宜，神针法式；广搜《难》《素》之秘，文密辞深。考诸家之肘函，契先贤之妙臆，称泸江流注之指微，为后世学者之规准。

---

① 阳经：底本作"经阳"，据《针灸聚英》《针灸大成》乙正。
② 针：底本作"难"，据《针灸聚英》《针灸大成》改。
③ 短长根据法：底本无，据《针灸聚英》补。
④ 之：底本作"乏"，据《针灸聚英》改。

拦江赋^①八十六

担截之中法数何，有担有截起沉疴。

我今作此拦江赋，何用三车五辐歌。

先将八法为定例，流注之中分次第。

心胸之病内关担，脐下公孙用法拦。

头部须还寻列缺，痰涎壅塞及咽干。

噤口喉风针照海，二陵出血刻时安。

伤寒在表并头痛，外关泻动自然安^②。

眼目之中诸疾苦，更用临泣使针担。

后溪专治督脉病，癫狂此法治还轻。

申脉能除寒与热，头风偏正及心惊。

耳鸣鼻衄胸中满，好用金针此穴寻。

但遇痒麻虚即补，如逢疼痛泻而迎。

更有伤寒真妙诀，头疼身热取阳经。

无汗更将合谷补，复溜穴泻好用针。

倘若汗多流不绝，合谷补之效如神。

四日太阴宜细辨，公孙照海一般行。

再用内关施截法，七日期门可用针。

但治伤寒皆用泻，若知《素问》坦然明。

流注之中分造化，常将水火土金平。

水数亏兮宜补肺，水之泛滥土能平^③。

---

① 拦江赋：《针灸聚英》引作："不知谁氏所作，今自凌氏所编集写本针书表录于此。"《针灸大成》载此，"拦"改作"兰"。

② 伤寒在表并头痛，外关泻动自然安：底本无，据《针灸聚英》《针灸大成》补。

③ 水数亏兮宜补肺，水之泛滥土能平：底本无，据《针灸聚英》《针灸大成》补。

春夏井荥宜刺浅，秋冬经合更宜深。

天地四时同此数，三才常用记心胸。

天地人部次第入，仍调各部一般匀。

夫弱妇强亦有克，妇弱夫强亦有刑。

皆在本经担与截，泻南补北亦须明。

经络明时知造化，不得师传枉用心。

不遇至人应不授，天宝岂可付非人。

按定气血病人呼，重搓数十把针扶。

战提摇起向上使，气自流行病自无。

马丹阳天星十二穴歌①八十七

三里内庭穴，曲池合谷接，

委中配承山，太冲昆仑穴，

环跳及阳陵，通里并列缺，

合担用法担，合截用法截，

担截常记取，非人莫浪说。

三百六十穴，不出十二诀。

此法少人知，金锁都开彻。

治病显奇功，有如汤泼雪。

学者细推寻，神功无尽竭。

三里在膝下，三寸两筋间，

能通心腹胀，善治胃中寒，

肠鸣并泄泻，腿胫膝肿酸，

伤寒羸瘦损，气蛊及诸般，

---

① 马丹阳天星十二穴歌：金代马丹阳撰。

年过三旬后，针灸眼光明。
内庭次指外，本属足阳明，
能治四肢厥，喜静恶闻声，
瘾瘾咽喉痛，数欠及牙疼，
气虚不能食，针着便惺惺。
曲池拱手取，屈肘骨边求，
善治肘中痛，偏风手不收，
挽弓开不得，筋缓莫梳头，
喉痹从欲死，发热更无休，
遍身风癣癫，针着即时瘳。
合谷在虎口，两指歧骨间，
肩痛并面肿，疟病热还寒，
齿龋鼻衄血，口噤不开言，
针入五分后，令人即便安。
委中曲腘里，横纹脉中央，
腰痛不能举，沉沉引脊梁，
酸疼筋莫展，风痹发无常，
膝头难伸屈，针入即安康。
承山名鱼腹，腨陷分肉间，
善治腰疼痛，痔疾大便难，
脚气并膝肿，辗转战疼酸，
霍乱转筋急，穴中刺便安。
太冲足大指，节后二寸中，
动脉知生死，能医惊痫风，
咽喉腹心胀，两足不能动，
七疝偏坠肿，眼目似云矇，
亦能疗腰痛，针下有神功。

昆仑足外踝，跟骨上边寻，

转筋腰尻痛，暴喘满冲心，

举步行不得，一动即呻吟，

若欲求安稳，须于此穴针。

环跳在髀枢，侧卧屈足取，

腰折莫能伸，冷风并湿痹，

腿胯痛连腨，转侧重嗟吁，

若人针灸后，顷刻痛消除。

阳陵泉膝下，外廉一寸中，

膝重并麻木，冷痹及偏风，

举足不能起，坐腿似衰翁，

针入六分止，医功妙不穷。

通里腕骨后，一寸五分中，

欲言声不出，懊侬及怔忡，

实则四肢重，头腮面颊红，

虚则不能食，暴暗面无容，

毫针微微刺，方信有神功。

列缺腕侧上，次指手交叉，

专疗偏头患，偏风肘木麻，

痰涎频壅上，口噤不开牙，

若能明补泻，应手疾如拿。

四总穴歌①八十八

肚腹三里留，腰背委中求，

---

① 四总穴歌：作者不详，原载于明代朱权所著《乾坤生意》，后被《针灸聚英》《针灸大成》等收录。

头项寻列缺，面口合谷收。

《千金翼》 十三鬼穴歌八十九

百邪癫狂所为病，针有十三穴须认。

凡针之体先鬼宫，次针鬼信无不应①。

一一从头次第针，男从左起女从右。

一针人中为鬼宫，左转下针右转出。

第二手大指甲下，名曰鬼信刺三分。

第三足大趾甲下，名曰鬼垒入二分。

第四掌后大陵穴，刺可五分为鬼心。

第五申脉为鬼路，火针三下刺锃锃。

第六却寻风府上，入发一寸名鬼枕。

七取耳垂下五分，名曰鬼床针要温。

八取承浆名鬼市，从左出右君须记。

九针间使鬼道上，十针上星名鬼堂。

十一刺及阴下缝，会阴之穴为鬼藏。

十二曲池名鬼臣，火针仍要刺锃锃。

十三舌头当舌中，此穴须名是鬼封。

手足两边当对刺，中行一穴只单通。

此是先师真口诀，狂猖恶鬼走无踪。

杂病十一条歌九十

攒竹丝空主头疼，偏正皆宜向此针，

---

① 凡针之体先鬼宫，次针鬼信无不应：底本无，据《针灸聚英》《针灸大成》补。

更去大都徐泻动，风池针刺三分深。
曲池合谷先针泻，永与除疴病不侵，
依此下针无不应，管教随手便安宁。

头风头痛与牙疼，合谷三间两穴寻，
更向大都针眼痛，太渊穴内用针行。
牙疼三分针吕细，齿疼依前指上明，
更推大都左之右，交互相迎仔细寻。

听会兼之与听宫，七分针泻耳中聋，
耳门又泻三分许，更加七壮灸听宫。
大肠经内将针泻，曲池合谷七分中，
医者若能明此理，针下之时便见功。

肩背并和肩膊疼，曲池合谷七分深，
未愈尺泽加一寸，更于三间次第行。
各入七分于穴内，少风二府刺心经，
穴内浅深依法用，当时蠲疾两之经。

咽喉以下至于脐，胃脘之中百病危，
心气痛时胸结硬，伤寒呕哕闷涎随。
列缺下针三分许，三分针泻到风池，
二足三间并三里，中冲还刺五分依。

汗出难来刺腕骨，五分针泻要君知，
鱼际经渠并通里，一分针泻汗淋漓。
足趾三间及三里，大指各刺五分宜，

汗至如淋通遍体，有人明此是良医。

四肢无力中邪风，眼涩难开百病攻，
精神昏倦多不语，风池合谷用针通。
两手三间随后泻，三里兼之与太冲，
各入五分于穴内，迎随得法有神功。

风池手足指诸间，右瘫偏风左曰痪，
各刺五分随后泻，更灸七壮便身安。
三里阴交行气泻，一寸三分量病看，
每穴又加三七壮，自然瘫痪即时安。

肘痛将针刺曲池，经渠合谷亦相宜，
五分针刺于二穴，疟病缠身便得离。
未愈更加三间刺，五分深刺莫忧疑，
又兼气痛增寒热，间使行针莫用迟。

腿胯腰疼痞气攻，髋骨穴内七分穷，
更针风市兼三里，一寸三分补泻同。
又去阴交泻一寸，行间仍刺五分中，
刚柔进退随呼吸，去疾除疴捻指工。

肘膝疼时刺曲池，进针一寸是相宜，
左病针右右针左，依此三分泻气奇。
膝痛三寸针犊鼻，三里阴交要七吹，
但能仔细寻其理，劫病之功在片时。

崔氏灸骨蒸劳热， 定取患门四花六穴法_{九十一}

先用细绳数条，约三四尺，以蜡油之，勿令展缩。以病人脚底贴肉量_{男取左足，女取右足}，从足大拇指头齐起，从脚板中当脚跟向后引绳，循脚肚贴肉直上，至膝腕曲腘中，大横纹截断。次令病人解发分开两边，令见头缝，自囟门平分至脑后。乃平身正坐，取前所截绳子，一头从鼻端齐，引绳向上，正循头缝至脑后，贴肉垂下，循脊骨引绳向下，至绳尽处，当脊骨以墨点记_{此墨不是穴}。别以稻秆心令病人合口，将秆心按于口上，两头至吻，却勾起秆心中心至鼻端根下，如此"人"样，齐两吻截断。将秆展直，于先在脊中墨记处，取中横量，勿令高下，于秆心两头以墨点之，此是灸穴，名曰患门。二穴初灸七壮，累灸至一百壮妙。初只灸此二穴。次令病人平身正坐，稍缩臂膊，取一绳绕项向前平结喉骨，后平大杼骨，俱以点记。向前双垂，与鸠尾齐即截断，却翻绳向后，以绳原点结喉墨放大杼上，大杼墨放结喉上，垂脊中，双绳头齐会处以墨点记_{此亦不是灸穴}。别取秆心令病人合口，无得动笑，横量齐两吻截断。还于背上墨记处，折中横量，两头点之，此是灸穴。又将循脊直量上下点之，此是灸穴，名曰四花穴。补灸七壮，累灸至百壮，迨疮愈，疾未愈，依前法复灸，故云累灸至百壮。但当脊骨上两穴，切宜少灸，凡一次只可灸三五壮，多灸恐人局脊。凡灸此六穴，亦要灸足三里，以泻火气为妙。若妇人缠帛裹足，以至短小，所取第一次患门穴，难以准取，但取右手肩髃穴，贴肉量至中指为尽亦可，不若只取膏肓穴灸之，其穴备载于后。

《千金方》 论取膏肓腧穴法九十二

膏肓腧穴，无所不治。主羸瘦虚损，梦中失精，上气咳逆，狂惑失志。取穴之法：令人正坐屈脊，伸两手，以臂着膝前。令正直，手大指与膝头齐，以物支肘，勿令臂得摇动，从胛骨上角摸索至胛骨下头，其间当在四肋五肋之间，去中行各开三寸，依胛骨之里肋间深处是穴。去胛骨容侧指许，摩膂肉之表，筋骨空处按之，但觉牵引胸部。灸两胛中各一穴，至六百壮，多至千壮。当觉气下礐礐然如流水状，亦当有①所下出。若无停痰宿疾，则无所下也。若病人已困不能正坐，当令侧卧，挽一臂令前，求穴灸之也。求穴大较以右手从左肩上拄，指头表所不及者是也；左手亦然。乃以前法灸之。若不能，但正坐常伸两臂，亦可伏衣袱上伸两臂，令人挽两胛骨使相离，不尔，胛骨遮穴，不可得也。所伏衣袱当令大小常定，不然则失其穴。此灸讫后，令人阳气康盛，当消息以自补养，使身体平复。论言：昔秦缓不救晋侯之疾，以在膏之上、肓之下②，针药所不及，即此穴也。孙真人笑其拙，不能求得此穴，所以宿疴难遣，若能用心，何惮不得，灸之无疾不愈矣。今明白备载于此，学者仔细详审，依法取之。

隔蒜灸痈毒法九十三

法用大头独蒜本草名葫，薄切如小钱大，亦如钱厚。以蒜钱贴于疽顶尖上，以熟艾炷安于蒜钱上，灸之三壮，一易蒜钱。若灸时疼痛，要灸至不痛；初灸时不痛，要灸至痛，然后止，大概以

---

① 有：底本作"齐"，据《备急千金要方》改。
② 膏之上、肓之下：底本作"膏之下、肓之上"，据《灸膏肓腧穴法》改。

百壮为准。用大蒜，取其毒有力；多用艾炷，取其火力通透。如法灸之，疮一发脓溃，继以神异膏贴之，即日而安。一、能使疮不开大；二、内肉不坏；三、疮口易合，一举而三得之。然人未知之而多迟疑不决，至二日之后疽大如指，毒气开散，病者不能堪火，不可着艾矣，可不预知之乎？但头上见疽或项以上见疽，则不可用此法，灸反增其疾。《兵部手集》同。

《针方六集》六卷终